2e PARTIE DU PETIT TRÉSOR

DE

L'ÉTUDIANT EN MÉDECINE

OU LE

SECRET DES EXAMENS

SEUL VRAI QUESTIONNAIRE

SUIVI DE

RÉPONSES EXACTES ET COMPLÈTES

AU NOMBRE DE 920

PORTANT SUR

LA PATHOLOGIE INTERNE ET EXTERNE

pour le 2e examen de doctorat, le 3e examen de fin d'année et le 2e examen d'officier de santé

PAR LE DOCTEUR ***

PARIS

LEFRANÇOIS, LIBRAIRE-EDITEUR

9 et 10, RUE CASIMIR-DELAVIGNE

(ancienne rue Voltaire)

ET CHEZ TOUS LES LIBRAIRES

1865

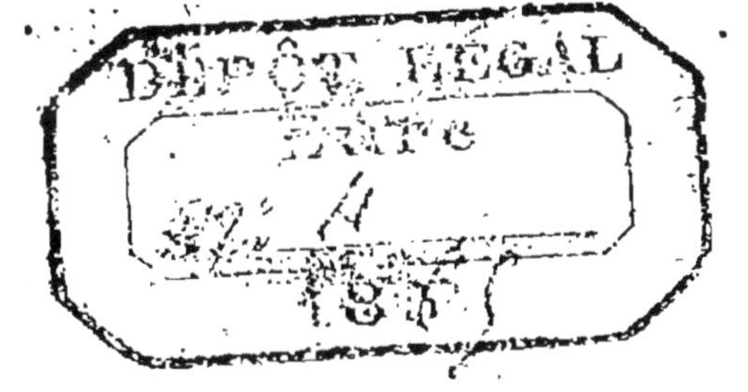

2e PARTIE DU PETIT TRÉSOR

DE

L'ÉTUDIANT EN MÉDECINE

OU LE

SECRET DES EXAMENS

Évreux, A. Hérissey, imp. — 1264.

2e PARTIE DU PETIT TRÉSOR
DE
L'ÉTUDIANT EN MÉDECINE
OU LE
SECRET DES EXAMENS
SEUL VRAI QUESTIONNAIRE

SUIVI DE

RÉPONSES EXACTES ET COMPLÈTES
AU NOMBRE DE 920

PORTANT SUR

LA PATHOLOGIE INTERNE ET EXTERNE
pour le 2e examen de doctorat, le 3e examen de fin d'année et le 2e examen d'officier de santé

PAR LE DOCTEUR ***

PARIS
LEFRANÇOIS, LIBRAIRE-EDITEUR
9 et 10, RUE CASIMIR-DELAVIGNE
(ancienne rue Voltaire)
ET CHEZ TOUS LES LIBRAIRES
1865

PRÉFACE

L'accueil favorable fait au petit livre rouge d'anatomie me fait espérer, cher lecteur, que vous ne dédaignerez pas son frère. Je dois cependant vous prier de vous montrer indulgent et de ne pas lui demander plus qu'il ne peut donner. Les questions d'anatomie, de physiologie et d'histologie prises aux examens sont toutes suivies de réponses, parce qu'il était facile en peu de mots de satisfaire à chaque question.— Mais ici la chose n'est plus aussi aisée, et lorsque, par exemple, un examinateur vous dit de décrire la variole, ou la pneumonie, lorsqu'il vous demande quels sont les symptômes de la fièvre typhoïde, vous n'avez pas, j'en suis certain, la prétention de trouver tout cela dans le petit livre vert. Il faudrait faire un ouvrage en plusieurs volumes.

Cette seconde partie du ***Petit Trésor de l'étudiant en médecine*** n'est pourtant pas dépourvue d'avantages. En premier lieu, elle a celui de vous indiquer les questions favorites de tel ou tel professeur, et ce n'est pas là une mince qualité. N'êtes-vous pas bien aise de savoir que M. Trousseau aime à vous interroger sur la variole, que M. Velpeau chérit la fracture du radius, que M. Malgaigne vous interroge souvent sur les maladies des testicules et sur les anévrismes ?

Une deuxième qualité de ce petit livre, et c'est la plus importante, consiste à indiquer les réponses à certaines questions qu'on ne peut résoudre avec les connaissances les plus étendues. Que répondrez-vous, par exemple, à M. Malgaigne lorsqu'il vous demandera ce que valut à Delpech une opération de varicocèle, si vous ne savez pas qu'il reçut un coup de fusil de l'opéré ? Que direz-vous à M. Nathalis Guillot quand il vous demandera quelle est la muqueuse la plus fréquemment frappée d'anesthésie dans la chlorose, si vous ne savez pas d'avance que c'est la muqueuse pharyngienne ?

Voilà le mérite de ce livre ; j'espère que vous ne le dédaignerez pas et que vous lui ferez le même accueil qu'à son aîné.

DOCTEUR ***

Janvier 1865.

BOUILLAUD

1. — *Comment distinguer une hémiplégie faciale rhumatismale d'une hémiplégie faciale, suite d'hémorrhagie ou de ramollissement ?*

Dans la rhumatismale on ne peut généralement pas fermer l'œil ; l'orbiculaire des paupières est pris.

2. — *Par quoi est caractérisée la paralysie de la face ?*

Par l'abolition du mouvement des muscles qu'anime le nerf de la septième paire.

3. — *Diagnostic de la pneumonie ?*

Frisson, fièvre, oppression, toux, douleur au-dessous du mamelon. Crachats visqueux et rouillés. Matité incomplète. Diminution, puis abolition d'élasticité. 1er degré : diminution du bruit respiratoire, puis râle crépitant ; 2e degré : souffle bronchique, bronchophonie ; 3e degré : râle crépitant de retour, crachats jus de réglisse, souffle avec râle humide.

4. — *A quoi tient le souffle bronchique dans le deuxième degré?*

A l'augmentation de densité du poumon, qui devient meilleur conducteur du son.

5. — *Anatomie pathologique de la pneumonie?*

Trois degrés. 1° Engouement : couleur violacée, crépitation faible, sérosité rougeâtre s'écoulant par incision.

2° Hépatisation ou ramollissement rouge : augmentation de volume, sillons correspondants à la pression des côtes, rouge marbré. Imperméabilité des vésicules même par insufflation. Le poumon va au fond de l'eau. La pression fait sortir un liquide couleur lie de vin. Aspect granuleux quand on déchire son tissu friable.

3° Hépatisation grise ou ramollissement gris : même densité, même aspect granuleux. Friabilité plus grande. La pression donne un détritus grisâtre et fait suinter une liqueur visqueuse et purulente. Teinte jaunâtre mêlée de points gris et noirs.

6. — *Complication de la pneumonie?*

Pleurésie, endocardite (Bouillaud), péricardite, bronchite, ictère, rapidité de tuberculisation.

7. — *Où se trouve placée l'apoplexie dans le cadre nosologique de Pinel?*

Dans les névroses.

8. — *Qu'est-ce qu'une névrose d'après lui et d'après les modernes?*

Pinel n'en a pas donné de définition. Pour nous c'est une maladie dans laquelle il n'existe aucune lésion organique appréciable.

9. — *Diverses apoplexies qu'admet la nosographie philosophique de Pinel?*

Sanguine, séreuse, nerveuse.

10. — *A quels signes reconnaître un épanchement de sang dans les hémisphères du cerveau?*

Le plus souvent cet épanchement détermine une hémiplégie de la face et du corps du côté opposé à la lésion. Il y a en même temps paralysie du mouvement et du sentiment. Ce qui caractérise surtout cet épanchement, c'est le début brusque des symptômes; en effet, le plus souvent le malade est frappé subitement. Il tombe privé de connaissance, de mouvement et de sentiment, et il recouvre au bout d'un temps variable son intelligence tout en restant paralysé.

11. — *A quoi reconnaître que le foyer siége dans les lobes antérieurs du cerveau?*

A la perte plus ou moins complète de la parole.

12. — *A quoi reconnaît-on que le foyer s'est fait jour dans le ventricule?*

Au coma qui se manifeste alors.

13. — *Qu'est-ce que la rougeole?*

Un empoisonnement miasmatique.

14. — *Les symptômes de la rougeole sont-ils toujours les mêmes?*

Non. Il faut tenir compte de la constitution médicale.

15. — *Scarlatine?*

Fièvre éruptive caractérisée au début par une angine spéciale, pultacée, dite scarlatineuse, et vingt-quatre heures après le début par une éruption consistant en un pointillé ou en taches rouge écarlate sans soulèvement de la peau.

16. — *Caractères de la gangrène?*

Insensibilité, refroidissement de la partie gangrenée, etc.

17. — *Causes de la gangrène?*

Nombreuses : compression, contusion,

arrêt de la circulation artérielle, introduction dans l'économie de certains poisons, tels que le seigle ergoté.

18. — *Qu'est-ce que la pustule maligne ?*

19. — *Gangrène du cerveau, anatomie pathologique ?*

20. — *Quel est le symptôme important dans les lésions du cervelet ?*

Les vomissements.

21. — *A quoi tiennent ces vomissements ?*

Au voisinage du pneumogastrique.

22. — *Symptômes de la pleurésie ?*

23. — *Rhumatisme articulaire ?*

Douleurs articulaires ayant pour principal caractère la mobilité.

24. — *Quelle est sa nature ?*

C'est une inflammation franche

25. — *Endocardite symptomatique ?*

26. — *Comment débute-t-elle ?*

Le plus souvent sans douleur.

27. — *Quelle maladie complique-t-elle surtout ?*

Le rhumatisme articulaire aigu.

28. — *Pourquoi a-t-elle été si longtemps méconnue ?*

A cause de l'absence de douleur.

29. — *Qui l'a découverte ?*

M. Bouillaud.

30. — *Division des hémorrhagies ?*

31. — *Hémorrhagies cérébrales les plus fréquentes ?*

Celle des corps striés et couches optiques. Quand il se trouve du sang dans le ventricule, il y est arrivé le plus souvent par déchirure de la pulpe cérébrale qui lui a donné passage.

32. — *Quelle est la nature de la fièvre typhoïde ?*

C'est une inflammation des follicules de l'intestin grêle; aussi vaut-il mieux l'appeler entérite folliculeuse.

CRUVEILHIER

33. — *Y a-t-il d'autres déplacements que les hernies ?*

Quatre classes de déplacements : 1° déviations (transposition d'organes); 2° invagination; 3° luxations; 4° hernies.

34. — *Invagination ?*

35. — *Qu'est-ce que le tubercule ?*

Produit morbide dépourvu de vaisseaux et de nerfs, formé surtout de matière amorphe et caractérisé selon M. Lebert par un globule spécial que beaucoup de médecins rejettent.

36. — *Son siége le plus fréquent ?*

Poumon.

37. — *Est-il curable ?*

Oui.

38. — *Y a-t-il une affection différente qui produise des tubercules ?*

Oui, le cancer.

39. — *Différence entre les tubercules ordinaires et les cancéreux ?*

Les cancéreux sont vivants, les autres inorganiques.

40. — *Quels sont les plus graves ?*

Les cancéreux, véritables parasites vivants.

41. — *Signes de la pleurésie ?*

Dilatation du thorax du côté malade. Dyspnée, toux sans crachats, matité absolue, absence de murmure vésiculaire, souvent souffle bronchique, œgophonie.

42. — *Siège des tubercules pulmonaires ?*

Dans les vésicules.

43. — *Peuvent-ils guérir et comment ?*

Ils peuvent être éliminés et la caverne peut se cicatriser. Ils peuvent aussi devenir crétacés (dépôt de substances calcaires entourées ordinairement d'un tissu fibreux inodulaire).

44. — *Kystes acéphalocystes ?*

45. — *Qu'est-ce que l'anatomie pathologique ?*

C'est une branche de la médecine qui s'occupe de l'étude anatomique des organes malades, qui compare l'état morbide avec l'état normal, etc.

— *Est-ce une science?*

Oui.

— *Classification de l'anatomie pathologique?*

— *Anatomie pathologique du cal?*

C'est une cicatrice osseuse se montrant ;re les deux fragments d'un os fracturé. e est fournie par les surfaces fracturées de ; et un peu par les tissus voisins.

— *Apoplexie cérébrale?*

Caractérisée par une chute avec perte de ınaissance, de mouvement et de sentint; au bout de quelques heures ou de elques minutes, l'intelligence revient, is la paralysie persiste. Ces symptômes ıt amenés par une rupture de la pulpe cé- ırale et un épanchement sanguin dans le ;u du cerveau.

— *Phlébite?*

nflammation des veines. On divise la phlé e en adhésive et suppurative La première caractérisée par la coagulation du sang ıs la veine, la deuxième par la suppura- n du sang coagulé, l'introduction du pus ıs le torrent circulatoire et le développent de l'infection purulente.

51. — *Artérite, anatomie pathologique ?*

52. — *Grande division des kystes ?*

Séreux, hydatiques.

53. — *Formation des kystes sanguins ?*

Le sang épanché se coagule. Plus tard les globules se détruisent insensiblement, la fibrine se porte sur la paroi du caillot pour former la poche du kyste, tandis que la partie liquide du caillot reste au centre.

54. — *Structure des corps fibreux ?*

Tissu dur, grisâtre, renfermant peu de vaisseaux, ces vaisseaux n'existant qu'à la surface. Le tissu qui les forme est très-serré et composé de fibres fusiformes, de noyaux et de cellules fibro-plastiques.

55. — *Productions enkystées ?*

56. — *Fièvres continues ?*

57. — *Différence entre les fièvres rémittentes et les fièvres intermittentes ?*

La fièvre intermittente est une fièvre dont les accès sont séparés par des intervalles d'apyrexie, tandis que dans la fièvre rémittente il existe aussi des accès, mais la fièvre est continue entre les accès.

58. — *Différence entre les dégénérescences organiques, les transformations et les productions organiques ?*

59: — *De quoi se compose la classe des dégénérescences organiques ?*

60. — *Kystes pileux de l'ovaire ?*

Rares. Ces kystes contiennent des poils, des dents, des ongles, des lambeaux de peau. Ce sont des germes avortés.

61. — *Lésions dont l'économie est susceptible ?*

62. — *Bec de lièvre, nature ?*

Arrêt de développement siégeant à la lèvre supérieure, le plus souvent au-dessous de la narine droite. Cet arrêt consiste dans le défaut de réunion du tubercule médian et d'un des tubercules latéraux qui doivent constituer la lèvre supérieure.

63. — *Variétés de cancer ?*

Squirrheux, encéphaloïde, gélatiniforme ou colloïde, mélané, hématode.

64. — *Variétés et siége du cancer de l'estomac ?*

Au pylore le plus souvent, quelquefois à

la petite courbure, plus rarement sur les deux faces.

65. — *Différence de l'ulcère au point de vue de la douleur ?*

La douleur de l'ulcère est plus vive et s'irradie vers le dos.

66. — *Ulcère de l'estomac ?*

Ulcération de la muqueuse stomacale, donnant lieu aux symptômes du cancer de cet organe; seulement il n'y a pas ici de teinte cancéreuse jaune paille, ni de tumeur épigastrique.

67. — *Ramollissement gélatiniforme de l'estomac ?*

68. — *Variétés des kystes de l'ovaire ?*

Séreux, pileux.

69. — *Kystes pileux, leur origine ?*

Ce sont des germes avortés et modifiés.

70. — *Lésions de nutrition considérées sous le point de vue de l'anatomie pathologique ?*

71. — *Lésions organiques ?*

72. — *But de l'anatomie pathologique ?*

73. — *Classification?*

74. — *Groupe de déplacements?*

75. — *Qu'est-ce qui caractérise une lésion cancéreuse?*

76. — *Combien y a-t-il d'espèces de dégénérations?*

77. — *Classes de fièvres?*

78. — *Classification de l'anatomie pathologique en prenant pour base la lésion?*

79. — *Anatomie pathologique de la pleurésie?*

Des fausses membranes se déposent à la surface de la plèvre; elles sont plus épaisses vers la partie inférieure de la cavité pleurale. Elles s'enlèvent facilement au début. Un épanchement plus ou moins abondant se montre aussi dans la plèvre : il est formé le plus souvent par un liquide contenant une grande quantité de fibrine en suspension. Lorsqu'il n'y a pas de liquide et que les deux feuillets frottent l'un contre l'autre, la pleurésie est dite sèche.

80. — *Différence entre accès et paroxysme?*

Les accès sont séparés par des intervalles de santé; ils ont un commencement et une fin bien tranchée. Le paroxysme est au contraire une exacerbation des symptômes d'une maladie.

81. — *Dégénérescences organiques?*

DENONVILLIERS

82. — *Symptômes d'une fracture de la clavicule à la partie moyenne ?*

Douleur locale vive, mouvements du bras rendus impossibles ou très-difficiles par la douleur; l'épaule se porte en bas, en avant et en dedans, la tête et le corps sont penchés du côté de la fracture. Enfoncement du fragment externe et saillie de l'interne. Crépitation et mobilité anormale.

83. — *Fracture de l'extrémité externe ?*

Quelquefois pas de déplacement, mais souvent ont sent une inégalité, une saillie un peu en dedans de l'acromion.

84. — *Symptômes de la fracture de la cuisse à la partie moyenne ?*

Cuisse très-tuméfiée, raccourcissement plus marqué que dans la fracture du col du fémur. En mettant la main dessous et soulevant légèrement, on sent facilement la crépitation.

85. — *Fracture du péroné à la partie inférieure ?*

Toutes les fractures du péroné par cause indirecte se rencontrent à la partie inférieure à 6 ou 7 centimètres au-dessus du sommet de la malléole, excepté pour celles par adduction qui sont à 3 centimètres environ.

Fracture par adduction : pas de déplacement, mobilité normale et crépitation rares; aussi la confond-on souvent avec l'entorse.

Fracture par divulsion : pointe du pied légèrement en dehors. On trouve au-dessous du fragment supérieur une dépression (coup de hache de Dupuytren). Le fragment inférieur est porté en arrière et en dehors.

86. — *Diagnostic de l'entorse ?*

87. — *Gangrène, divisions ?*

88. — *Exophthalmie, classification ?*

89. — *Caractères différentiels de la commotion et de la contusion du cerveau ?*

90. — *Fractures du col du fémur, classification ?*

91. — *Hernies inguinales, division?*

92. — *Iritis, division, ses causes?*

93. — *Aspect des artères dans l'inflammation?*

94. — *Siége habituel des fractures du péroné?*

95. — *Fracture de la rotule?*

96. — *Corps étrangers de l'oreille?*

97. — *Corps étrangers du larynx?*

98. — *Division des hernies crurales?*

99. — *De la crépitation en chirurgie?*

100. — *Variétés de cataractes?*

101. — *Symptômes de la fracture du péroné?*

102. — *Coup de hache de Dupuytren?*

103. — *Kystes de l'ovaire?*

104. — *Qu'est-ce qu'un polype ?*

C'est une tumeur appendue à une muqueuse par un pédicule, quelle que soit sa nature, cancer, kyste, etc. — Cette définition est de Levret.

105. — *Division des polypes?*

106. — *Fracture de l'extrémité inférieure du radius?*

Elle siége à 12 milimètres au-dessus de la ligne articulaire et est déterminée le plus souvent par une chute sur la paume de la main. Cette fracture appartient au groupe des fractures par pénétration. En effet le fragment supérieur pénètre par sa partie postérieure le fragment inférieur. Celui-ci remonte en arrière. De ce déplacement résultent deux saillies, l'une immédiatement au-dessus du poignet et en arrière, l'autre un peu au-dessus de la précédente et en avant. M. Velpeau a comparé l'aspect du dos de la main dans ce cas à celui d'un dos de fourchette; de plus la main est portée en dehors.

107. — *Fistules?*

Trajets anormaux s'ouvrant à l'extérieur

ou dans une cavité, communiquant avec une cavité accidentelle ou avec une autre cavité naturelle.

108. — *Hernies les plus fréquentes?*

Inguinales, crurales, ombilicales.

109. — *Pourriture d'hôpital?*

110. — *Phlegmon diffus?*

111. — *Couleur de l'érysipèle du cuir chevelu?*

Blanc.

112. — *Symptômes des fractures du col du fémur?*

Raccourcissement du membre, rotation de la pointe du pied en dehors, impuissance du membre, quelquefois crépitation.

113. — *Différences entre ostéite, carie et nécrose?*

L'ostéite est une inflammation simple des os. La carie est une ostéite chronique avec suppuration et ramollissement du tissu osseux. La nécrose est la mortification.

114. — *Définition et division des exostoses?*

115. — *Symptômes et définition de l'arthrite ?*

Inflammation des articulations caractérisée par une douleur vive au niveau de la jointure, la rougeur, la chaleur, la tuméfaction. Fixité des symptômes.

116. — *Qu'est-ce que l'hygroma ?*

Une hydropisie des bourses séreuses. Le plus fréquent se rencontre dans la séreuse pré-rotulienne.

117. — *Qu'est-ce que l'hydrocèle ?*

L'hydropisie de la tunique vaginale.

118. — *Symptômes des fractures de la base du crâne ?*

Craquement au moment de la chute. Symptômes de compression, de contusion ou de commotion cérébrale. Les symptômes importants sont : écoulement sanguin par le nez ou l'oreille, persistance de cet écoulement. Issue par l'oreille du liquide céphalo-rachidien, ecchymose sous-conjonctivale et palpébrale survenant quelques heures, un jour même après l'accident.

GOSSELIN

119. — *Principales variétés de kystes du cou ?*

1° En dehors du corps thyroïde : kystes dermoïde, séreux, séro-muqueux, hydrocèle du cou, kystes congénitaux du cou ;

2° Dans le corps thyroïde.

120. — *Les plus fréquents ?*

Ceux du corps thyroïde.

121. — *Quel est le point de départ anatomique des kystes séreux ?*

122. — *Qu'est-ce qu'un kyste dermoïde ?*

C'est une poche située dans l'épaisseur de la peau, formée par la dilatation excessive d'une glande sébacée et contenant de la matière sébacée accumulée.

123. — *Hydrocèle du cou ?*

Kystes décrits par Maunoir, qui se développent le plus souvent sur la partie latérale gauche du cou. Ils contiennent le plus souvent un liquide albumineux de couleur foncée, acquièrent quelquefois un volume exagéré et gênent la respiration. Il semblent dus à l'hygroma des bourses synoviales accidentelles siégeant sur les côtés des cornes de l'os hyoïde.

124. — *Siége des kystes congénitaux du cou ?*

Ils occupent le plus souvent la région antérieure et sus-hyoïdienne.

125. — *Tumeurs urinaires, infiltrations urineuses, abcès urineux ?*

Degrés différents d'une même maladie. Quand l'urine n'est sortie qu'en quantité minime de ses conduits normaux et qu'il n'y a pas d'inflammation du tissu cellulaire voisin, il y a seulement tumeur urinaire ; quand elle occupe un espace moins limité, il y a abcès urineux. Lorsque l'urine s'étend au loin dans les tisus, elle forme l'infiltration urineuse. Les abcès urineux sont des collections purulentes et limitées à l'épanchement d'urine. L'infiltration a lieu dans le tissu cellulaire du périnée. On ne tarde pas alors à constater la mortification de ce tissu cellulaire et des escharres noirâtres à la peau.

126. — *Leur cause la plus fréquente ?*

Rétrécissement de l'urètre.

127. — *Décollement de la rétine?*

128. — *Diplopie?*

Vision double d'un seul objet : 1° bi-oculaire (strabisme, déplacement d'une des deux pupilles); 2° mono-oculaire (ulcération de la cornée, opacité partielle du cristallin).

129. — *Blépharite granuleuse?*

130. — *Kératite ulcéreuse, vasculaire?*

Les vaisseaux sont superficiels sous la conjonctive et il y en a aussi de plus profonds.

131. — *Fracture de la partie inférieure du radius?* (*Voir* Denonvilliers.)

132. — *Anthrax?*

Pour M. Gosselin, le bourbillon est de la matière plastique, une sécrétion spéciale.

133. — *Cataracte pigmentaire?*

134. — *Phlegmon diffus?*

135. — *Qu'est-ce qu'une escharre?*

C'est la gangrène, la mortification de la peau ou des parties sous-jacentes.

136. — *Diagnostic différentiel de la commotion et de la contusion du cerveau ?*

1° Commotion : pouls lent, respiration douce et lente ;

2° Contusion : pouls fréquent, respiration pénible, souvent stertoreuse, agitation.

137. — *Abcès de la marge de l'anus ?*

1° Abcès tuberculeux ; 2° abcès phlegmoneux ; 3° abcès stercoraux et urineux ; 4° abcès symptomatiques (débilitation, carie).

138. — *Causes ?*

Constipation, violences extrêmes, piqûres de sangsues, équitation, inflammation des tumeurs hémorroïdales.

139. — *Principales situations des fractures de la base du crâne ?*

Directes ou par contre-coup. Celles-ci ne sont pour quelques-uns que des fractures par extension.

140. — *Symptômes ?*

Ecchymoses, écoulement de pus, de sang par l'oreille et écoulement par l'oreille et le nez d'un liquide séreux abondant, augmentant dans l'expiration. Cela indique une fracture transversale de la partie moyenne du rocher passant par le conduit auditif interne.

141. — *Rétinite pigmentaire?*

142. — *Ongle incarné?*

On entend par là un ongle rentré dans les chairs, dévié de dehors en dedans et ayant ulcéré la peau. C'est ordinairement le gros orteil qui est affecté.

143. — *Qu'est-ce qu'une cataracte corticale?*

144. — *Siliqueuse?*

Le liquide s'est résorbé, la capsule est molle et chagrinée.

145. — *Principales variétés de goître?*

1° Hypertrophique; 2° par dilatation des vaisseaux ou anévrismatique; 3° kystique (souvent sanguin), goître lymphatique; 4° scrofuleux (dépôt de matière caséuse ou lardacée).

146. — *Qu'est-ce que l'emphysème?*

C'est l'infiltration de l'air dans le tissu cellulaire.

147. — *Son caractère pathognomonique?*

La tumeur est blanche, luisante, élastique et donne de la crépitation, douce au toucher, il est facile d'en prendre une idée en touchant les animaux insufflés par les bouchers. Elle offre comme caractère particulier qu'on peut augmenter son étendue apparente et cela par une compression douce et uniforme.

148. — *Qu'est-ce que le staphylôme postérieur?*

149. — *Qu'est-ce que le myocéphalon?*

On donne ce nom au staphylôme de l'iris quand la tumeur formée par lui et engagée dans l'ouverture de la cornée est petite, arrondie et noirâtre.

150. — *Symptômes de l'inflammation aiguë de la prostate?*

Envies fréquentes d'uriner, pesanteur au périnée, douleur dans la miction. Le toucher rectal donne la sensation d'une tumeur douloureuse. Garde-robes rares et douloureuses. Catéthérisme douloureux et faisant reconnaître un obstacle à la région prostatique. Fièvre.

151. — *Quelle en est la terminaison?*

1° Résolution; 2° induration; 3° suppuration (si l'abcès s'ouvre, c'est le plus souvent dans l'urètre; quelquefois il s'ouvre dans le rectum, rarement dans la vessie).

152. — *Principales variétés anatomiques et cliniques des fractures de côtes ?*

153. — *Différents symptômes et accidents que présentent les malades affectés de fractures de côtes ?*

Le pronostic n'est pas grave lorsque la fracture est simple. La consolidation est opérée du vingt-cinquième au trentième jour.

Complications : pneumonie, pleurésie, pneumothorax, emphysème sous-cutané, épanchement sanguin dans la plèvre, emphysème pulmonaire, plaie des parois du thorax.

154. — *Principales variétés anatomiques du cancer du sein ?*

1° Tumeurs squirrheuses (squirrhe rayonné ou rameux, lardacé, ligneux, ligneux en masse, squirrhe atrophique) ;

2° Tumeurs encéphaloïdes ;

3° Tumeurs fibro-plastiques ;

4° Tumeurs colloïdes ;

5° Cancers mélaniques : 1° cutanés ; 2° sous-cutanés ;

6° Cancer vésicant de Nélaton (plaque rosée de la peau seule).

Si le squirrhe débute par la peau seulement : 1° squirrhe en cuirasse (plaques qui se rapprochent) ; 2° squirrhe pustuleux (petites masses indurées).

155. — *Qu'est-ce qu'un varicocèle?*

C'est la dilatation des veines du testicule et de ses annexes (dilatation variqueuse des veines spermatiques).

156. — *Causes du varicocèle ?*

Equitation, station ou marche prolongée, prédisposition souvent héréditaire, grande laxité du scrotum, l'absence de valvules ou plutôt leur rareté et leur petitesse dans les veines du cordon et l'obligation pour le sang de marcher contre son poids.

157. — *Pourquoi est-il plus fréquent à gauche ?*

Veine spermatique gauche se jetant dans la rénale perpendiculairement, tandis que la droite se jette dans la veine cave inférieure parallèlement ; compression possible des veines par l'S iliaque du colon. Enfin les veines spermatiques gauches ont plus de longueur.

158. — *Inconvénients du varicocèle?*

Les veines se distendent quand le malade est resté debout ou a marché longtemps ; il en résulte alors une douleur très-différente chez les divers sujets et pouvant ressembler, chez ceux qui sont nerveux, à la névralgie du testicule.

159. — *Principales variétés anatomiques des fractures de la jambe ?*

Le péroné se casse généralement plus haut que le tibia. Tibia : transversales, rares, on les trouve dentées à l'autopsie. — Obliques, je n'y crois guère non plus (Gosselin). — Dentées ; très-communes et très-importantes. — Longitudinales ; excessivement rares.

160. — *Toutes les fractures de la jambe sont-elles simples ?*

Non. Elles sont souvent compliquées, surtout par le dérangement ou déplacement du fragment supérieur.

161. — *Qu'est-ce qu'un hydrocèle ?*

C'est une tumeur formée par un amas de sérosité, soit dans le tissu cellulaire du scrotum, soit dans une des enveloppes du testicule ou du cordon des vaisseaux spermatiques. L'hydropisie de la tunique vaginale porte particulièrement ce nom ?

162. — *Diverses variétés anatomiques ?*

1° Infiltration (hydrocèle externe ou dans le tissu cellulairé, ou mieux œdème du scrotum) ; 2° épanchement dans la tunique vaginale (le testicule y occupe ordinairement la partie postérieure, inférieure et un peu interne) ; 3° enkystée du cordon ou du testicule.

163. — *Qu'appelle-t-on en général tumeur enkystée ?*

C'est celle qui a pour parois une membrane de nouvelle formation.

164. — *Caractères anatomiques habituels de la fracture de la partie inférieure du radius ?*

La fracture est généralement transversale et siége dans le point où le tissu compacte disparaît pour faire place au tissu spongieux, c'est-à-dire à 2 centimètres environ de la surface articulaire. Plus rarement elle est oblique ; dans ce cas, elle pénètre le plus souvent dans l'articulation et est compliquée de fracture de l'apophyse styloïde du cubitus et de déchirure du ligament triangulaire. Déplacement : le plus souvent le fragment supérieur s'enfonce dans le tissu spongieux du fragment inférieur, quelquefois il y a pénétration réciproque. L'extrémité inférieure du radius s'incline en arrière, le fragment supérieur glisse de haut en bas ; il y a en même temps qu'un déplacement, suivant l'épaisseur et la direction, un raccourcissement du radius. La surface articulaire du radius, qui était inclinée en dedans, devient horizontale et peut même s'incliner en dehors.

165. — *Iritis subaigu ?*

Causes : lésions traumatiques de l'iris, conjonctivites, kératites. — Symptômes. 1er degré : teinte mate, aspect terne, dépoli de l'iris ; pupille plus étroite et moins dilatable ; un peu de larmoiement. 2e degré : turgescence de l'iris, petites taches sanguines ou purulentes, pupille très-rétrécie et non dilatable, photophobie ; la cornée est trouble et peut se comparer comme aspect à un verre de montre terni par l'haleine. 3e degré : taches purulentes ou ecchymotiques plus étendues ; pupille fermée par de fausses membranes ; presque plus de vision.

166. — *Hématurie rénale et ses causes les plus fréquentes ?*

Contusions et plaies aux reins, néphrite aigüe, néphrite albumineuse aiguë, pyélite, cancer des reins, calculs rénaux, vers dans les reins. Dans l'hématurie rénale, le sang se montre dans les urines sous forme de filaments, forme due à la coagulation du sang dans l'uretère.

167. — *Hématurie vésicale ?*

Dans le pissement de sang dont la vessie est la source, il ne se mêle à l'urine qu'autant que celle-ci est abondante ; dans le cas contraire, il se ramasse en caillots noirâtres ou bien il est mêlé avec des dépôts muqueux.

168. — *Ses causes les plus fréquentes ?*

1° Calculs ; 2° fongus ou corps fibreux pédiculés de la vessie ressemblant à un polype ; 3° cancer ; 4° disposition variqueuse de la muqueuse chez les vieillards.

169. — *Quelle est la variété de secousse qui réveille le plus souvent l'hémorrhagie ?*

En premier lieu la voiture, puis la marche et le cathétérisme.

170. — *Symptômes du cancer du rectum ?*

Troubles fonctionnels identiques avec ceux du rétrécissement du rectum, si ce n'est que dans ceux-ci il n'y a pas d'ulcérations ni d'écoulement ichoreux. Pesanteur, douleur, constipation, puis débâcle. Selles sanguinolentes, écoulement de sanie, de matière cancéreuse, après qu'on a pratiqué le toucher rectal.

171. — *Caractères anatomiques du cancer du rectum ?*

1° Il est généralement dur ; 2° il est, soit

annulaire, soit semi-annulaire, soit simplement plaqué : dans ce dernier cas il n'y a pas de rétrécissement ; 3° il occupe généralement la partie antérieure et moyenne du rectum, d'autres disent les extrémités.

172. — *Qu'entend-on par renversement ou inversion de la matrice ?*

Le corps, le fond de l'utérus pénètrent par le col, et sa membrane muqueuse fait saillie par le vagin.

173. — *La cause la plus fréquente ?*

Accouchement suivi de l'entraînement du fond de l'utérus par le placenta.

174. — *Symptômes accidentels ?*

Pertes de sang, pesanteur hypogastrique, douleurs s'irradiant vers les aines.

175. — *Signes physiques ?*

Toucher vaginal, toucher rectal, palper abdominal ne faisant plus reconnaître l'utérus.

176. — *Avec quoi peut-on le confondre ?*

Avec un polype.

177. — *Diagnostic différentiel du renversement et du polype ?*

1° Quand il y a renversement, si je cherche à introduire un stylet, il est arrêté par le cul-de-sac de l'utérus renversé, dont il peut faire le tour, tandis que dans le polype l'instrument pénètre au loin, excepté vers le point d'implantation ; 2° si en palpant l'hypogastre je sens une tumeur, c'est un polype ; 3° si par le toucher rectal je sens une tumeur, c'est un polype ; 4° si introduisant une sonde dans la vessie et un doigt dans l'anus, la sonde peut venir toucher le doigt, c'est un renversement.

178. — *Hématurie et ses diverses espèces?*

Les reins, les urétères, la vessie, l'urètre sont le siége d'autant d'hématuries. Il y a encore une hématurie endémique à l'île de France. L'hématurie rénale se distingue de l'urétrale en ce que dans cette dernière l'écoulement du sang est continu, tandis que dans la première il n'a lieu que pendant la miction.

179. — *Hématocèle péri-utérine ou rétro-utérine?*

On donne ce nom à une affection caractérisée par un épanchement sanguin dans le cul de sac péritonéal situé entre l'utérus et le rectum et enkysté dans cette région.

Palper abdominal : tumeur arrondie, utérus porté en haut et en avant. Cavité vaginale disparue.

Toucher rectal : le rectum est refoulé dans la concavité du sacrum et ses parois sont appliquées l'une contre l'autre. Constipation. Miction difficile, aspect chlorotique, douleur, pesanteur, vomissements, etc. Après des symptômes aigus de péritonite partielle, on voit arriver des symptômes de péritonite chronique.

180. — *Les causes?*

Menstruation habituellement abondante. Emotions morales. Excès vénériens, surtout à la fin de la période menstruelle. Coups, chutes en provoquant la rupture des varices de l'ovaire et de la glande elle-même. Célibat, veuvage (Voisin).

181. — *Étranglement des hernies ombilicales?*

N'a pas ordinairement une marche très-aiguë parce que souvent ces hernies ne sont qu'épiploïques simples ou qu'il y a une masse d'épiploon environnant une petite portion d'intestin qui n'est alors que pincé, tandis que les autres sont épiploïques et intestinales à la fois. Si, au contraire, il n'y a pas d'épiploon, ce qui arrive rarement, elles sont plus graves qu'aux autres orifices, on peut même dire mortelles.

182. — *Qu'est-ce qu'un phlegmon diffus?*

Inflammation du tissu cellulaire, différent

du phlegmon circonscrit par la rapidité avec laquelle elle s'étend à travers le tissu cellulaire et par la facilité avec laquelle celui-ci et la peau se mortifient.

Périodes : 1° inflammation ; 2° mortification ; 3° élimination des escharres. Symptômes généraux intenses : frisson, chaleur, fièvre, soif vive, peau sèche, langue sèche et fuligineuse, constipation, plus tard diarrhée.

183. — *Distinguer le phlegmon diffus de l'érysipèle ?*

Couleur, bords non tranchés comme dans l'érysipèle. Il y a de l'empâtement dans le phlegmon, marche différente.

184. — *Le distinguer de l'anthrax ?*

Anthrax : inflammation du tissu cellulaire voisin de la partie profonde du derme.

Phlegmon : inflammation du tissu cellulaire sous-cutané. Donc, pas de différence radicale sous le rapport du siége ; mais la tuméfaction est plus conique dans l'anthrax que dans le phlegmon, où elle s'arrondit. Il y a également plus de résistance au doigt dans l'anthrax et dans toute son étendue.

Rougeur : uniforme dans le phlegmon circonscrit ; dans l'anthrax, il y au sommet plusieurs points blancs (vésico-pustules contenant du pus).

Douleur : moins vive dans le phlegmon.

Palpation : quand il y a du pus, la fluctuation est un peu plus manifeste dans le phlegmon parce qu'il n'y a qu'une seule poche, tandis que dans l'anthrax il y a des aréoles distinctes.

Terminaison : perforation spontanée dans le phlegmon, gangrène dans l'anthrax.

185. — *Grenouillette ?*

C'est un kyste séreux se développant dans la région sus-hyoïdienne, faisant saillie d'abord dans la cavité buccale, et plus tard au-dessous du menton. Elle se développe souvent dans la bourse séreuse de Fleichmann.

186. — *Ptérygion ?*

187. — *Tumeur érectile ?*

Tumeur formée par de nombreux vaisseaux entrelacés, communiquant entre eux et formant une espèce de tissu érectile. On divise les tumeurs érectiles en artérielles et veineuses.

188. — *Variétés de tumeurs érectiles veineuses ?*

Les unes sont sous-cutanées (plus rares), les autres sont sous-muqueuses.

189. — *Hygroma?*

(*Voir* Denonvilliers.)

190. — *Caractères anatomiques de l'hygroma du genou?*

Au début, rougeur de la paroi et aspect séreux du liquide. Plus tard, le liquide devient citrin, onctueux, et la paroi s'épaissit tellement qu'elle atteint quelquefois la dureté du cartilage.

191. — *Distinguer l'hygroma du genou de l'hydarthrose?*

Dans l'hygroma, le liquide est placé devant la rotule; dans l'hydarthrose, il faut comprimer la rotule brusquement; elle déplace alors le liquide et vient frapper contre les condyles fémoraux. Ce choc est caractéristique.

192. — *Cause la plus fréquente de l'hygroma?*

Frottements répétés des bourses séreuses. Se montre pour cela si souvent au genou chez les parqueteurs.

193. — *Epiplocèle?*

C'est une hernie de l'épiploon.

194. — *Marche et accidents possibles?*

Il augmente peu à peu de volume, est sujet

à l'inflammation et à l'étranglement; mais cet étranglement n'a pas ici la gravité de l'étranglement intestinal.

195. — *L'étranglement épiploïque est-il grave?*

Non, car l'intestin n'est pas intéressé; il n'a de grave que la possibilité de déterminer une péritonite générale.

196. — *Symptômes du névrôme?*

Tumeur dure, petite le plus souvent, siégeant sur le trajet des nerfs.

197. — *Le retour de la douleur est-il produit par la même cause que dans la douleur névralgique?*

Non. Le froid, les émotions réveillent les douleurs névralgiques, tandis que l'attouchement, la pression et les divers mouvements imprimés à la tumeur causent le retour des douleurs du névrôme, qui ne sont jamais spontanées.

198. — *Qüel est le tissu qui forme le névrôme?*

Un tissu fibreux formé aux dépens du névrilème.

199. — *Luxation de l'extrémité externe de la clavicule?*

200. — *Le diagnostic est-il toujours facile?*

201. — *Symptômes de la commotion cérébrale ?*

Résolution, perte de connaissance. Lorsque l'intelligence revient, le malade perd le plus souvent l'usage de la parole; il a perdu en partie la mémoire; il ne peut pas indiquer sur un alphabet les lettres qui composent un nom.

202. — *Phénomènes consécutifs aux commotions cérébrales ?*

203. — *Phénomènes consécutifs aux plaies pénétrantes de la poitrine ?*

204. — *Que peut offrir de particulier l'écoulement de sang dans les plaies des parois de la poitrine ?*

205. — *Comment sont les bords d'une plaie pénétrante de poitrine ?*

206. — *Causes de la cystite ?*

207. — *Variétés de luxations de la rotule ?*

208. — *Causes de la lymphangite ?*

Les plaies, et surtout les plaies envenimées et piqûres anatomiques.

209. — *Variétés anatomiques des abcès chauds ?*

210. — *Caractères anatomiques de l'ostéite ?*

L'os est rouge; les vaisseaux sont augmentés et l'os se raréfie (ostéite raréfiante de Gerdy). Il arrive pourtant que l'os durcit, ce qui forme alors l'ostéite condensante.

211. — *Staphylôme ?*

C'est un amincissement de la sclérotique ou de la cornée qui permet aux liquides intra-oculaires de proéminer sous forme de tumeur.

212. — *Érysipèle, symptômes, marche ?*

Peau rouge, chaude, très-douloureuse au toucher; elle est limitée par un bourrelet saillant. L'érysipèle a pour caractère de s'étendre en surface, quelquefois en profondeur. La gravité et la marche varient selon le siége qu'il affecte.

213. — *Phlegmon diffus, symptômes principaux ?*

214. — *Caractères anatomiques des lésions des membranes séreuses ?*

Formation de fausses membranes par exsudation fibrineuse.

215. — *Anatomie des tumeurs fibreuses?*

(*Voir* Cruveilhier.)

216. — *Variétés anatomiques du cancer?*

(*Voir* Cruveilhier.)

217. — *Caractères du squirrhe et de l'encéphaloïde?*

Le squirrhe est dur, contient peu de suc cancéreux; il est peu vasculaire et, à la surface seulement; il crie sous le scalpel. L'encéphaloïde est très-vasculaire; il a une consistance comparable à celle de l'encéphale et se développe surtout dans les viscères.

218. — *Symblépharon, ses causes?*

Adhérence des paupières au globe oculaire, due le plus souvent à des cicatrices, des cautérisations ou des brûlures, à des bourgeons charnus qui s'accolent, etc.

219. — *Est-il quelquefois l'indice d'une maladie plus étendue?*

Souvent il coïncide avec un trouble prononcé de la sécrétion lacrymale.

220. — *Qu'est-ce que la xérophthalmie?*

Le desséchement de la surface de l'œil.

JOBERT DE LAMBALLE

221. — *A quelle époque se font les hernies congénitales inguinales?*

Elles n'ont pas lieu généralement au sein de la mère parce qu'il n'y a pas d'efforts possibles, la respiration n'étant pas établie. Elles se font au moment de la naissance ou plus tard : mais une condition essentielle à leur production est la persistance du canal vagino-péritonéal, qui fait communiquer chez le nouveau-né le péritoine avec la tunique vaginale.

222. — *Ptérygion?*

Sorte de végétation membraneuse qui se développe sur la cornée et la sclérotique, et qui paraît être une lésion de la conjonctive dans le point où elle passe d'une de ces membranes sur l'autre. Il se trouve le plus souvent sur l'angle interne de l'œil ; il a la forme d'un triangle dont la base répond à la caroncule lacrymale et le sommet à la cornée. Il est mobile et disséquable, ce qui le distingue du pannus; de plus, il se développe sans inflammation, ce qui n'a pas lieu dans le pannus.

Variétés: 1° charnu; 2° graisseux; 3° membraneux.

223. — *Nuages de la cornée?*

A la suite des kératites, des ulcères, des plaies de la cornée, il survient des taches de la cornée qui nuisent plus ou moins à la vision et que l'on peut diviser ainsi : 1° nubécule ou néphélion, espèce de nuage peu grave, disparaît souvent spontanément; 2° albugo, tache plus épaisse occupant plusieurs lames de la cornée, plus grave, quelquefois vasculaire; 3° leucoma, tache encore plus profonde et résultat des ulcérations profonde de la cornée.

224. — *Staphylôme de la cornée?*

1° Staphylôme pellucide : convexité exagérée de la cornée; 2° staphylôme opaque, à la suite d'ophthalmie purulente, scrofuleuse, variolique.

225. — *Hernies ombilicales?*

1° Congénitales ou fœtales : ordinairement entre les vaisseaux ombilicaux, la veine audessus, les artères de chaque côté et audessous.

2° Exomphales des enfants : généralement entre l'anneau et les vaisseaux;

3° Des adultes : généralement au pourtour de l'anneau, à sa grande circonférence. Je l'ai vu une fois à l'anneau; un peloton graisseux avait attiré le péritoine. (Jobert.)

226. — *Quand il n'y a pas de déplacement dans la fracture de côte, à quoi cela tient-il ?*

Le plus souvent aux muscles intercostaux, quelquefois aussi à l'intégrité du périoste.

227. — *Lorsque presque toutes les côtes ont été brisées et qu'il y a emphysème et épanchement, qu'arrive-t-il ?*

Le pronostic devient grave. Il peut y avoir pneumo-thorax par suite de la déchirure du poumon, pleurésie et pneumonie traumatique, déchirure du foie, de la rate, du diaphragme, même du cœur, blessure de l'artère intercostale, etc., etc.

228. — *Comment distinguer le cancer de l'épiploon du cancer de l'intestin ?*

Les symptômes physiques sont les mêmes; mais, dans le cancer de l'intestin, il y a une constipation opiniâtre et des hémorragies intestinales. De temps en temps il y a une débâcle, et alors le malade rend une grande quantité de matières fécales.

229. *Combien y a-t-il d'espèces de rétrécissements du rectum ?*

1° Rétrécissement inodulaire ; 2° par engagement des tuniques de l'intestin ; 3° par brides ; 4° valvulaires (on peut les comparer aux inodulaires) ; 5° spasmodiques (extrémité inférieure du rectum principalement).

230. *Tumeur blanche ?*

C'est une maladie articulaire caractérisée par la désorganisation et la suppuratiou d'une ou de plusieurs des parties constituantes des articulations. Elle se termine par la mort ou par ankylose.

231. *Arthrite chronique ?*

Inflammation chronique des articulations caractérisée par un peu de gonflement et par la douleur. On la confond facilement avec le rhumatisme et quelquefois avec une tumeur blanche qui débute.

232. *Cancer de la paupière ?*

Le cancer de l'œil peut commencer par les paupières comme celui de la verge par le prépuce ; mais ce qui est la règle pour le prépuce est une exception pour l'œil. Les tumeurs de la paupière peuvent avoir primitivement le caractère squirrheux ou le revêtir par la suite.

233. *A quelle paupière se montre-t-il le plus fréquemment?*

De beaucoup à l'inférieure, il n'arrive jamais d'emblée à la supérieure.

234. *A quelle lèvre le cancer se montre-t-il le plus fréquemment?*

On sait que le bec de lièvre a presque exclusivement son siége à la lèvre supérieure; le cancer, au contraire, porte surtout ses ravages sur la lèvre inférieure. Plus fréquent chez l'homme que chez la femme. Il appartient au cancer épithélial. Il débute tantôt par une tuméfaction vague, dure, qui selon Boyer n'est jamais recouverte de poils, tantôt par une verrue qui s'excorie et finit par s'ulcérer.

235. *L'usage du tabac y prédispose-t-il?*

Non. (Oui pour Roux et M. Buisson.)

236. *Origine des veines hémorrhoïdales?*

Elles naissent au pourtour de l'anus et vont se jeter dans la veine-porte par la veine mésentérique inférieure. En la disséquant, on a vu des ramifications de cette veine se terminer par des kystes sanguins. En la détachant, les hémorroïdes appendent à ses divisions comme des grains de raisin à leur pédoncule commun (Ribes).

237. *Hémorrhoïdes?*

Il est admis aujourd'hui le plus généralement que ces tumeurs sont dues à la dilatation des veines du rectum : 1° hémorrhoïdes externes (à la marge de l'anus, multiples, plates et peu volumineuses) ; 2° hémorrhoïdes internes (sur la face interne du rectum plus ou moins haut, font souvent saillie au dehors, et alors elles forment deux variétés : globuleuses, cylindriques).

On a divisé aussi les hémorroïdes en : 1° fluentes ou ouvertes ; 2° marisques ou tumeurs affaissées.

238. *Qu'est-ce qu'un anévrisme cirsoïde?*

Synonyme de dilatation cirsoïde ou varice artérielle. C'est une dilatation avec allongement de une ou plusieurs artères du bras et qui, repliées en circonvolutions sur elles-mêmes, forment une tumeur plus ou moins étendue et pourvue de battements.

239. *Quelles sont les espèces de fractures du col de l'humérus?*

1° Du col chirurgical (assez communes, le fragment supérieur a son extrémité inférieure en dehors et en avant). Généralement, causes directes, chutes sur le moignon de l'épaule, transversales et dentelées, quelquefois pas de déplacement. S'il en existe un, le fragment inférieur est porté en dedans, rarement en dehors ou en avant, sous l'apophyse coracoïde ;

2° Du col anatomique (rares). Le fragment supérieur éprouve quelquefois les déplacements les plus bizarres ; on l'a vu complément retourné.

240. *Fracture des côtes?*

Les côtes moyennes sont le plus souvent fracturées, les supérieures étant protégées par l'omoplate et les muscles pectoraux et les inférieurs par leur mobilité :

1° Fracture directe ou en dedans. Beaucoup plus fréquente, souvent compliquée de déchirures de la plèvre ou du poumon ;

2° Indirecte ou par contre-coup, ou en dehors ; pression sur les deux extrémités de l'arc osseux ; rarement alors les fragments forment sous la peau un angle saillant.

Symptômes : douleur devenant insupportable quand le malade respire fortement ou tousse, ce qui est un bon moyen de rendre la crépitation sensible au doigt quand la fracture est complète.

241. *Leur siége le plus fréquent?*

A l'union du tiers antérieur et des deux tiers postérieurs.

242. *Qu'est-ce qu'une hernie?*

Une tumeur formée par un organe ou par une portion d'organe faisant saillie hors de la cavité qui le contenait. Il y a des hernies cérébrales, thoraciques et abdominales.

243. *Définition et division des cataractes?*

244. *Grenouillette, diverses espèces?*

Kyste séreux se montrant dans la région sus-hyoïdienne. La grenouillette présente plusieurs variétés : 1° il se forme une grenouillette dans le canal de Warthon ; 2° dans les follicules de la muqueuse du plancher de la bouche ; 3° dans la bourse séreuse de Fleichmann.

245. *Hernie crurale, variétés?*

Hernie crurale interne, crurale externe, crurale moyenne (la plus fréquente).

246. *Siége le plus fréquent des fractures indirectes de la jambe?*

Au tiers inférieur.

247. *Que deviennent les fragments dans cette fracture?*

Le fragment supérieur se porte en avant, l'inférieur en arrière et en haut.

248. *Bourses muqueuses?*

Cavités closes se développant par suite de frottements répétés, contenant un liquide qui les humecte et présentant une paroi dépourvue d'épithélium et formée par le tissu cellulaire environnant.

249. *Point où elles se développent?*

Entre les saillies osseuses et la peau. Ex. : rotule, épitrochlée, épicondyle, apophyses styloïdes du radius et du cubitus, malléoles.

250. *Ectropion, causes?*

Renversement de la paupière en dehors. Il est causé surtout par les cicatrices consécutives aux brûlures des paupières ou à des opérations qui y ont été pratiquées.

251. *Causes principales de la hernie congéniale?*

252. *Diagnostic de l'encéphalocèle?*

Tumeur au niveau du crâne déterminant des symptômes de compression cérébrale quand on exerce une pression sur la tumeur.

253. *Signe pathognomonique de la rupture de l'intestin?*

La pneumatose péritonéale.

254. *Quel est l'auteur qui l'a indiqué le premier?*

M. Jobert de Lamballe.

255. *Les plaies de la vésicule biliaire sont-elles graves?*

256. *Que faut-il faire en pareil cas?*

257. *Nerf facial, usages?*

258. *Strabisme?*

259. *Fistules urinaires chez la femme?*

260. *Division congénitale du voile du palais?*

261. *Hydropisie des bourses muqueuses?*

262. *Qu'est-ce qu'une bourse muqueuse?*

263. *Hernie inguinale congénitale?*

264. *Hernies cérébrales, diagnostic?*

265. *Plaies de la vésicule biliaire?*

266. *Anévrisme, guérison par la compression, par la ligature, utilité du perchlorure de fer?*

267. *Varice anévrismale?*

268. *Plaies de la tête, division?*

269. *Hernies de la vessie chez la femme, signes?*

270. *Hernies du rectum?*

271. *Kystes du cordon?*

272. *Avec quoi peut-on confondre l'inflammation du cordon?*

Avec l'étranglement.

273. *Varicocèle, ses causes?*

Veines dépourvues de valvules, disposition des deux veines droite et gauche, causes inconnues en résumé.

274. *Anévrisme artérioso-veineux?*

275. *Varice anévrismale?*

276. *Albugo, leucoma, nuage, diagnostic différentiel?*

277. *Hernie inguinale interne, externe?*

278. *Hernie congénitale (Scarpa)?*

279. *Phlegmon diffus?*

280. *Phlegmon circonscrit?*

281. *Furoncle?*

282. *Anthrax?*

283. *Anthrax malin?*

284. *Charbon chez l'homme?*

285. *Pustule maligne?*

286. *Rétrécissement de l'urètre?*

287. *Fistules urinaires chez l'homme?*

LAUGIER

288. — *Symptômes de la coxalgie ?*

Douleur au niveau de l'articulation coxo-fémorale. Raccourcissement du membre, production d'abcès. La marche est quelquefois impossible à cause de la douleur.

289. — *Fongosités articulaires ?*

Ce sont des bourgeons charnus qui se montrent dans le cas de coxalgie et de toutes les autres tumeurs blanches. Ils exhalent une certaine quantité de pus dans les articulations.

290. — *Luxation spontanée ?*

C'est un déplacement des os qui se montre dans les tumeurs blanches et qui est produit par l'action musculaire.

291. — *Fracture de l'extrémité supérieure de l'humérus ?*

Elle siége au niveau du col anatomique et du col chirurgical. Il y a peu de déformation, pas de mobilité anormale; douleur vive, crépitation que l'on perçoit en plaçant une main sur le moignon de l'épaule et en faisant exécuter à l'humérus un mouvement de rotation. Cette fracture est causée le plus souvent par une chute sur le moignon de l'épaule.

292. — *Division des plaies de l'abdomen?*

Pénétrantes et non pénétrantes.

293. — *Phénomènes consécutifs à la gangrène de l'intestin dans la hernie?*

Formation d'un anus contre nature. D'une part, la portion herniée et gangrénée est éliminée avec formation de matière purulente; d'autre part, l'intestin adhère par sa surface péritonéale au collet du sac. Cette adhérence est située précisément au niveau de l'anus contre nature.

294. — *Caractères de l'étranglement herniaire?*

Douleur au niveau de la hernie; la tumeur est chaude, dure, irréductible; il y a de la constipation, des vomissements bilieux d'abord, stercoraux ensuite; le pouls est petit, filiforme, la peau se refroidit, la face est grippée.

295. — *Siége de la tumeur lacrymale?*

Dans le sac lacrymal.

296. — *Variétés de fracture du fémur?*

Transversale, oblique, comminutive. Chez les enfants, le périoste est épais, peu adhérent; aussi, chez eux, cette membrane se déchire rarement et il n'y a pas de déplacement.

297. — *Symptômes de la fracture sus-condylienne?*

298. — *Fistules à l'anus?*

299. — *Division des fistules urinaires?*

300. — *Énumérer les maladies du rectum?*

Hémorrhoïdes, chute, abcès, fistules et fissures, cancer et rétrécissements.

301. — *Divers procédés opératoires des fistules à l'anus?*

Incision, excision, cautérisation, ligature.

302. — *Tumeur lacrymale?*

Le canal nasal ou le sac lacrymal peut être obstrué par plusieurs causes : le plus souvent par l'inflammation chronique de la membrane muqueuse qui tapisse ces cavités à l'intérieur et par des mucosités épaisses. Dans cet état, les larmes, ne pouvant plus parvenir à la fosse nasale, s'accumulent dans le sac lacrymal, au-dessus de l'obstacle, et de la distension du sac résulte une tumeur dite lacrymale. A la longue, la tumeur lacrymale s'ulcère au niveau de la peau ; la fistule lacrymale est établie.

303. — *Hydrocèle ?*

C'est l'hydropisie du scrotum.

304. — *Combien d'espèces d'hydrocèle ?*

La principale est l'hydrocèle de la tunique vaginale ; il y a ensuite l'hydrocèle enkystée du cordon, l'hydrocèle du scrotum proprement dit, ou œdème des bourses, et l'hydrocèle congénitale.

305. — *Opération de l'hydrocèle ?*

L'hydrocèle de la tunique vaginale est traitée aujourd'hui par la ponction avec un trocart et ensuite par l'injection iodée.

306. — *Étranglement de la hernie inguinale ?*

307. — *Opération de la hernie étranglée ?*

Inciser, couche par couche, les parties molles qui recouvrent la hernie ; pénétrer dans le sac en saisissant celui-ci entre les mors d'une pince et l'incisant sur une sonde cannelée; enfin, débrider au niveau de l'étranglement.

308. — *Fracture de la tête du fémur ?*

309. — *Anévrisme artérioso-veineux ?*

C'est une tumeur anévrismale située entre une artère et une veine et communiquant avec les deux vaisseaux.

310. — *Varices, définition ?*

Dilatation permanente et morbide des veines.

MALGAIGNE

311. — *Agents de l'étranglement dans les hernies inguinale et crurale?*

Le plus souvent le collet du sac; cependant le fascia crébriformis étrangle assez souvent les hernies crurales.

312. — *Différentes hernies inguinales?*

Hernie inguinale externe, moyenne et interne; hernie interstitielle; hernie inguinale congénitale.

313. — *Comment les hernies directes traversent-elles le fascia transversalis?*

Elles le refoulent, et cette membrane leur constitue une enveloppe.

314. — *Qu'appelle-t-on collet du sac?*

La partie retrécie du sac qui fait communiquer la cavité du sac avec la cavité du péritoine.

315. — *Organes qui font le plus souvent partie des hernies ?*

L'intestin grêle et l'épiploon.

316. — *De quel côté se forment de préférence les hernies épiploïques ?*

317. — *Quel est le caractère particulier de la fracture de la clavicule chez les enfants ?*

Elle se brise au milieu sans déplacement ; les deux fragments forment un angle ouvert en bas.

318. — *Attitude de la deuxième phalange dans la luxation du pouce ?*

Elle est demi-fléchie.

319. — *Quel est le mode de réduction le plus usité ?*

320. — *Siége du bec de lièvre ?*

321. — *Quelle est la forme de l'espace qui sépare les maxillaires dans le bec de lièvre compliqué ?*

La forme d'un Y, parce que l'os incisif se trouve séparé du maxillaire.

322. — *Qu'est-ce que la tumeur lacrymale ?*

Une tumeur liquide siégeant dans le sac lacrymal et due, soit à une oblitération du canal nasal, soit à une hypersecrétion du sac.

323. — *Symptômes de l'étranglement herniaire ?*

324. — *Nature des vomissements, leur couleur ?*

Muqueux d'abord, jaunes verdâtres et bilieux ensuite, gris noirâtres et fécaloïdes plus tard.

325. — *A quoi distingue-t-on les matières fécaloïdes vomies des matières bilieuses ?*

A leur odeur et à leur couleur.

326. — *Quel est l'effet matériel de l'étranglement sur l'intestin ?*

Il détermine l'ulcération, et cette ulcération offre cela de particulier qu'elle débute par la muqueuse.

327. — *A quoi reconnaît-on la gangrène de l'intestin dans la hernie étranglée ?*

Au mieux-être qu'éprouve le malade, il ne souffre plus, la tumeur s'affaisse ; mais ce mieux est trompeur, car les traits s'altèrent davantage et la tumeur présente des gaz dans les parties molles.

328. — *Quelle est la couleur de l'intestin gangréné ?*

Couleur feuille morte.

329. — *Divisions des plaies de tête ?*

330. — *Anatomie pathologique de la commotion cérébrale ?*

On trouve disséminés dans la pulpe cérébrale de petits foyers sanguins gros comme des têtes de petites épingles.

331. — *L'épanchement intra-crânien amène-t-il souvent la mort ?*

Oui, surtout lorsqu'il est brusque.

332. — *Quand faut-il appliquer le trépan ?*

Quand on est certain de trouver dans la région douloureuse une esquille comprimant le cerveau ou un épanchement.

333. — *Variétés de polypes des fosses nasales ?*

Il n'y a que des polypes muqueux et fibreux.

334. — *Ongle incarné, traitement ?*

335. — *Hydarthrose, symptômes ?*

Gonflement de l'articulation, peau normale. Tumeur dans la partie la plus lâche de la synoviale, difficulté des mouvements, parce que le liquide gène les fonctions articulaires. Si l'hydarthrose est aiguë, il y a quelquefois un peu de rougeur de l'articulation et un peu de fièvre.

336. — *D'où proviennent les corps étrangers articulaires ?*

Ce sont des dépôts plastiques qui se développent en dehors de la synoviale et qui pénètrent peu à peu dans l'articulation.

337. — *Leur extraction est-elle grave ?*

Oui. Cependant elle l'est peu lorsqu'on emploie le procédé de M. Goyrand, qui consiste à faire l'opération en deux fois. Dans une première séance, il fait passer le corps étranger dans le tissu cellulaire sous-cutané. Dans une seconde, il l'extrait de ce lieu par une incision.

338. — *Agents de l'étranglement herniaire ?*

Presque toujours le collet du sac.

339. — *Qu'est-ce que la grenouillette ?*

340. — *Par quel point commence la cataracte cristalline ?*

341. — *Variétés de la cataracte cristalline ?*

342. — *Dans quelles circonstances lie-t-on les artères ?*

Hémorrhagies, anévrismes spontanés et traumatiques.

343. — *Peut-on faire une ligature dans la paume de la main si l'on est obligé d'y fouiller ?*

Non, à cause des tendons, des nerfs et des gaînes synoviales.

344. — *Où lier l'artère quand il s'agit d'un anévrisme poplité ?*

Il ne faut pas faire la ligature dans le triangle de Scarpa, parce que cela expose plus à la gangrène ; on doit lier le plus bas possible parce qu'il n'y a de sacrifiées que les collatérales qui sont entre l'anévrisme et la ligature.

345. — *Où faire la compression si l'on emploie cette méthode qui est la meilleure ?*

Le plus haut possible, à l'éminence ilio-pectinée, parce que plus bas il n'y a plus de plan osseux.

346. — *Comment, dans tous les cas de guérison, se terminent les anévrismes ?*

Par la formation de caillots dans l'anévrisme et l'oblitération de l'artère.

347. — *Autres moyens extérieurs de faire former des caillots dans les anévrismes ?*

Réfrigérants, électricité (mauvais moyen, parce qu'il ne forme que des caillots albumineux), perchlorure de fer (médicament très-redoutable).

348. — *Quelles sont les plus graves des amputations suivant la cause pour laquelle on les pratique ?*

Les traumatiques.

349. — *Sur le champ de bataille, doit-on amputer de suite ou attendre trois ou quatre jours au plus ?*

Le premier jour, on a plus de chance que le deuxième, le deuxième plus que le troisième; mais en attendant trois ou quatre semaines, on a plus de chance que le premier jour.

350. — *Indication d'une fracture de jambe double (tibia et péroné) avec des trous et des esquilles ?*

Il ne faut pas amputer.

351. — *Qu'est-ce qu'une cataracte?*

352. — *Leurs variétés?*

353. — *En général, quelles sont les cataractes dures?*

Ce sont celles où le centre du cristallin est attaqué. M. Malgaigne n'a jamais vu de cataractes opaques au centre sans l'être à la circonférence.

354. — *Qu'est-ce que la coxalgie et à quoi la reconnaître?*

Tumeur blanche de l'articulation coxo-fémorale. Première période : douleur à la hanche et au genou, claudication, flexion légère du membre, abduction, rotation en dehors, bassin incliné en avant et sur le côté affecté, épine iliaque plus antérieure, allongement apparent. Deuxième période : adduction, ensuite raccourcissement réel survenant par suite de luxation du fémur sur la fosse iliaque externe. — Abcès.

Remarque. Le malade soulève souvent la cuisse d'une façon apparente; il faut donc avoir soin, pour voir s'il ne peut réellement la lever, de fixer le tronc en mettant le doigt sur l'épine iliaque.

355. — *Distinguer la luxation de l'avant-bras en arrière des fractures de l'humérus où l'olécrâne fait saillie en arrière ?*

356. — *Comment reconnaître une fracture de côte simple sans déplacement apparent ?*

Mobilité anormale, crépitation qui manque quelquefois. Celle-ci peut être sentie en appliquant la main sur le lieu de la fracture et en exerçant une pression sur l'un des fragments ou même en faisant tousser le malade. Douleur augmentant par la pression, les mouvements respiratoires, la toux, les efforts. Dyspnée plus intense dans les fractures en dedans que dans celles en dehors, ce qui tient, suivant M. Malgaigne, à la piqûre du poumon ; elle disparaît, en effet, après la réduction.

357. — *Comment se consolident les cartilages des côtes ?*

Par un col osseux, une virole osseuse qui embrasse les deux fragments ; ceux-ci restent toujours à l'état de cartilage. Les fractures des cartilages costaux reconnaissent pour causes les violences directes, les chutes d'un lieu élevé. On les rencontre surtout entre la cinquième et la huitième côtes, plus souvent uniques ; elles sont toujours nettes et perpendiculaires, sans déplacement ou avec déplament et dans ce cas le fragment interne se porte plus souvent en avant qu'en arrière.

358. — *Distinguer la luxation de l'humérus de la fracture du col de l'humérus quand il y a saillie du fragment inférieur dans l'aisselle et creux au-dessous comme dans la fracture ?*

Fracture : membre raccourci ou normal, adduction douloureuse mais passible. Luxation : membre allongé, adduction impossible. De plus, dans la fracture la réduction est facile et il y a reproduction du déplacement; dans la luxation, la réduction est facile et permanente.

359. — *Quand est-on appelé à pratiquer le trépan ?*

C'est le plus souvent pour percer les os du crâne afin de donner issue à un épanchement, ou pour relever des pièces d'os enfoncées. La trépanation des os des membres est quelquefois nécessaire pour arrêter une carie ou pour extraire un séquestre.

360. — *Comment reconnaître un épanchement de sang dans la boîte crânienne ?*

Assoupissement progressif et non instantané comme dans la commotion, à moins qu'il n'y ait aussi esquilles. Paralysie du côté opposé, plaie qui se boursouffle, se sèche, devient grisâtre ou donne une humeur sanieuse. S'il n'y a pas de plaie, tumeur pâteuse, mal circonscrite, provenant d'os ayant perdu leur vitalité; c'est alors un épanchement consécutif. On peut penser avoir affaire à un épanchement primitif si du côté opposé à la paralysie il y a eu contusion et surtout fracture. Dans la compression, le malade cherche à se réveiller et ne peut y réussir, et le sommeil est moins calme.

361. — *Qu'entend-on par commotion cérébrale?*

C'est l'ébranlement indirect du cerveau par une chute sur les pieds, par exemple, sans altération appréciable du tissu cérébral. On observe comme symptômes : l'éblouissement, l'étourdissement, la perte de la voix et du mouvement. Si la commotion est plus intense, elle est suivie d'assoupissement, de paralysie, d'évacuations involontaires de l'urine et des matières; quelquefois même il y a mort immédiate.

362. — *Pronostic des fractures de la clavicule avec déplacement?*

Il peut arriver comme complication la blessure de la veine ou de l'artère sous-clavière, la déchirure ou la contusion du plexus brachial. Il y en a aussi qui se consolident vicieusement quand on n'immobilise pas le fragment interne qui est saillant.

363. — *Fracture de la rotule et différence de pronostic si l'on est tombé sur le genou ou sur le derrière ?*

Il y a, suivant M. Malgaigne, un curieux rapprochement entre le siége de la fracture et la cause qui l'a déterminé : ainsi, quand le corps se rejette en arrière pour éviter une chute et que les muscles extenseurs se contractent pour maintenir l'équilibre, la rupture affecterait plutôt la moitié inférieure de la rotule; quand l'action musculaire tend à forcer l'extension déjà complète de la jambe, elle briserait l'os dans la moitié supérieure.

364. — *Qu'est-ce qu'une résection ?*

365. — *Résultats de la résection du coude ?*

366. — *Procédés de la résection de l'humérus?*

367. — *Qu'est-ce que le varicocèle ?*

La dilatation permanente des veines du cordon spermatique.

368. — *Son traitement ?*

Procédés nombreux, parmi lesquels on remarque celui du professeur Jobert de Lamballe, que beaucoup de concurrents, à l'internat de 1864, auraient bien voulu connaître pour leur composition écrite.

369. — *Quelles sont ses causes ?*

Longueur des veines spermatiques ; absence de valvules dans ces veines ; incidence de la veine spermatique gauche dans la veine rénale gauche ; compression de cette veine par l'S iliaque. Ces deux dernières causes expliquent la plus grande fréquence du varicocèle à gauche.

370. — *A quel âge est-il le plus fréquent ?*

371. — *A quel moment le chirurgien qui a opéré un varicocèle doit-il réclamer ses honoraires ?*

Immédiatement après l'opération.

372. — *Pourquoi ?*

Parce que la récidive est presque constante.

373. — *Combien rapporta à Delpech une opération de varicocèle ?*

Un coup de fusil.

MONNERET (1)

374. — *Quelles sont les névroses du mouvement ?*

375. — *Chorée ?*

376. — *Hypérémies ?*

377. — *Hypérémie cérébrale ?*

378. — *Cirrhose ?*

---

(1) Nous nous dispenserons de donner des réponses à la plupart des questions de M. Monneret, parce qu'elles pourraient ne pas être en rapport avec les opinions de ce professeur. On doit s'estimer heureux de connaître ses questions favorites. Il suffira donc de recourir à sa pathologie générale ou à sa pathologie interne. Il interroge souvent sur le cours qu'il fait ou qu'il vient de faire.

379. — *Diverses espèces de blennorrhagies ?*

380. — *Maladies virulentes ?*

381. — *Comment se présente l'éruption de la morve ?*

382. — *Lésions de la dysenterie ?*

383. — *Différence entre énanthème et exanthème ?*

384. — *Qu'est-ce que l'hypérémie ?*

385. — *Décrivez le delirium tremens ?*

386. — *Quel genre d'hallucinations remarque-t-on dans cette maladie ?*

387. — *Lésions de la fièvre typhoïde ?*

388. — *Quelle est la lésion du poumon dans la fièvre typhoïde ?*

C'est un engouement dit pneumonie hypostatique.

389. — *Qu'est-ce que la dysenterie ?*

390. — *Convulsions ?*

391. — *Fièvre gastrique ?*

392. — *Saburrhe ?*

393. — *Gastricité ?*

394. — *Ictère hémorrhagique ?*

395. — *Maladies alcooliques ?*

396. — *Diathèse, définition de diverses espèces ?*

397. — *Exanthème ?*

398. — *Périodes de la variole ?*

399. — *Rougeole ?*

400. — *Dyspepsie, formes, symptômes ?*

401. — *Péritonite ?*

402. — *Causes les plus ordinaires des péritonites partielles ?*

Les hernies étranglées. (Monneret.)

403. — *Péritonite chronique ?*

404. — *Pléthore ?*

Maladie caractérisée par l'exagération du nombre des globules rouges du sang. Le chiffre des globules normal est de 127, il peut arriver jusqu'à 142.

405. — *Quelles maladies l'élément pléthore enfante-t-il ?*

Les congestions, les hémorrhagies.

406. — *Qu'est-ce que la gastralgie ?*

C'est une névralgie de l'estomac.

407. — *Division des gastralgies ?*

1° Idiopathiques ; 2° symptomatiques chlorose, maladies de l'utérus, maladies du foie).

408. — *Qu'est-ce que l'idiopathie ?*

409. — *Qu'est-ce qu'un symptôme ?*

410. — *Leur classification ?*

411. — *Énumérer des signes physiques ?*

412. — *Des signes chimiques ?*

413. — *Des signes dynamiques ?*

414. — *Qu'entend-on par nosographie ?*

Mot d'origine très-moderne (νοσος, maladie, et γραφειν, décrire), par lequel on désigne une distribution méthodique dans laquelle les maladies sont groupées par classes, ordres, genres et espèces.

415. — *Qu'est-ce que l'ictère comme symptôme ?*

416. — *Qu'appelle-t-on phénomène sympathique ?*

C'est un phénomène qui n'aide pas à l'évolution de la maladie, qui la complique au contraire.

417. — *Phénomènes synergiques ?*

Ce sont ceux qui concourent à l'évolution naturelle de la maladie.

418. — *Qu'est-ce que le zona (herpès zona, herpès zoster, feu de saint Antoine) ?*

C'est une variété d'herpès, caractérisée par la disposition particulière des groupes de vésicules qui forment une demi-ceinture sur une des côtés du tronc, s'arrêtant en avant et en arrière à la ligne médiane; par des douleurs très-vives qui la précèdent, l'accompagnent ou la suivent quelquefois plusieurs mois (véritables névralgies), et accompagnées presque nécessairement de troubles variés des fonctions digestives. On l'observe presque toujours sous la forme demi-épidémique. Il dépend donc de la constitution médicale.

419. — *Complication de la fièvre typhoïde ?*

Hémorrhagies, gangrène (s'observant ailleurs qu'au sacrum, il y a donc prédisposition générale), affections thoraciques, otite, perforation intestinale, œdème de la glotte (survenant à la suite d'ulcérations et même de nécrose des cartilages du larynx), péritonite essentielle (sans perforation).

420. — *Muguet ?*

421. — *Signes de l'insuffisance des valvules de l'aorte?*

422. — *Caractères principaux de la scrofule?*

423. — *Quelles sont les maladies de peau influencées par la diathèse scrofuleuse?*

424. — *Goutte?*

425. — *Lésions anatomiques de la paralysie générale progressive?*

426. — *Empoisonnement par le paludisme?*

427. — *Névralgie?*

428. — *Tétanos?*

429. — *Comment survient la mort dans le tétanos?*

Par syncope.

430. — *Qnels sont les tétanos qui ont des contractures particulières?*

La contracture des extrémités.

431. — *Monomanie, espèces?*

432. — *Hallucinations?*

433. — *Illusions?*

434. — *Hypochondrie?*

435. — *Nosomanie, symptômes?*

436. — *Quel est le meilleur moyen pour distinguer la pleurésie de la pneumonie?*

Par l'application de la main on constate l'augmentation des vibrations thoraciques dans la pneumonie, et leur absence dans la pleurésie.

NATHALIS GUILLOT

437. — *Caractères anatomiques de la pneumonie ?*

(*Voir* Bouillaud.)

438. — *Granulations de la pneumonie ?*

Ce sont de petits grains noirâtres que l'on trouve à la surface du poumon qu'on déchire. Ces grains sont dus à du sang coagulé.

439. — *Signes de la pneumonie ?*

Frisson initial, puis douleur de côté, dyspnée, toux, crachats rouillés, visqueux, adhérents au vase. Sub-matité.

440. — *Conditions anatomiques de la pleurésie aiguë ?*

Fausses membranes sur la plèvre, s'enlevant facilement au début, plus abondantes et plus épaisses dans les parties déclives. La surface de ces fausses membranes est mamelonnée. Un épanchement existe à l'intérieur.

Il est le plus souvent séreux, quelquefois séro-sanguinolent, rarement purulent.

441. — *Rétrécissement auriculo-ventriculaire gauche ?*

Bruit de souffle présystolique, se prolongeant vers la pointe; de plus, tous les symptômes locaux et généraux des lésions organiques du cœur.

442. — *Rétrécissement aortique ?*

Bruit de souffle au premier temps, se prolongeant à 15 centimètres vers la crosse de l'aorte. Ce bruit est ordinairement dur, accompagné de frémissement cataire; de plus les symptômes locaux et généraux des lésions organiques du cœur.

443. — *Causes de la péritonite ?*

Blessures, accouchement, phlegmasies du voisinage, perforation intestinale dans la fièvre typhoïde, rétention de la bile, de l'urine, etc., etc. Tubercules du péritoine, carreau, kystes du foie et autres tumeurs.

444. — *Conditions anatomiques dans lesquelles on trouve une péritonite ?*

Rougeur et injection du péritoine, fausses membranes, et quelquefois pus. Adhérences entre les anses intestinales et la paroi abdominale, etc., etc.

445. — *Symptômes de la péritonite ?*

Frisson au début, douleur excessive, ballonnement du ventre, vomissements bilieux vert porracé, pouls petit, concentré, face grippée.

446. — *Symptômes de la colique hépatique ?*

Douleur vive dans l'hypochondre droit, ictère consécutif. Les douleurs se montrent par accès et se propagent dans la direction du canal cholédoque.

447. — *Pourquoi les matières vomies sont-elles vertes ?*

448. — *Phénomènes qui se passent du côté de la peau dans l'ictère ?*

Démangeaisons, quelquefois quelques papules se développent ; lorsqu'on passe fortement l'ongle sur la peau, cette membrane rougit immédiatement au niveau du point qui a été touché.

449. — *Caractères anatomiques de la pleurésie chronique ?*

Fausses membranes dures, fibreuses, quelquefois cartilagineuses et même calcaires, brides membraneuses, épanchement souvent purulent. Le poumon est comprimé depuis longtemps si vigoureusement par les fausses membranes qu'il ne peut plus se dilater, de sorte que lorsque l'épanchement se résorbe, les parois thoraciques vont au-devant des poumons et la paroi thoracique s'affaisse.

450. — *Causes des perforations du poumon ?*

Gangrène pulmonaire, abcès pulmonaires et surtout cavernes tuberculeuses. Le poumon est quelquefois perforé de dehors en dedans par le liquide de la pleurésie.

451. — *Symptômes du rhumatisme articulaire aigu ?*

Douleur excessive; le malade ne supporte même pas le poids des couvertures. Les douleurs affectent un grand nombre d'articulations et se font remarquer par leur mobilité. Sueurs profuses, pouls fréquent et plein, peau chaude. Complications fréquentes du côté des séreuses, de l'endocarde et du péricarde surtout.

452. — *Causes du rhumatisme ?*

Froid, surtout le froid humide, hérédité.

453. — *Phénomènes graves qui peuvent survenir dans le cours du rhumatisme ?*

Méningite rhumatismale, pleurésie, péricardite, endocardite.

454. — *Causes des hémorrhagies intestinales ?*

Fièvre typhoïde, hémorrhoïde, dyssenterie, scorbut, fièvre jaune, ictère hémorrhagique, etc., cancer, tubercules.

455. — *Variétés que présente le sang ?*

456. — *Cancer de l'estomac et ses caractères anatomiques ?*

Anatomie pathologique; tissu en général déposé sous forme de masse isolée, mais plutôt infiltré entre les différentes tuniques de l'intestin. Celles-ci sont indurées, épaissies, squirrheuses; le tissu sous-muqueux est transformé en une substance lardacée, souvent infiltré de matière médullaire, colloïde ou mélanique. Des prolongements fibreux s'étendent dans la couche musculaire qui est hypertrophiée et présente une dégénérescence souvent complète. Quelquefois il en résulte un simple épaississement des parois, le plus souvent une tumeur au pylore ou à la petite courbure. Autour du cancer, la muqueuse est rouge, violacée, ramollie, mamelonnée. Le centre de la tumeur est détruit par le tissu cancéreux. Bords de l'ulcère le plus souvent durs et saillants, péritoine quelquefois perforé et plus souvent adhérences avec le foie, le pancréas, le diaphragme, les parois abdominales ou le colon transverse.

Calibre tantôt rétréci surtout vers le pylore, tantôt constamment dilaté; épiploon gastro-hépatique quelquefois envahi; liquide couleur de suie.

457. — *Causes et symptômes de l'oblitération de l'intestin ?*

Ces causes sont : le cancer, les rétrécissements suite de cicatrices, etc. Les symptômes sont : constipation opiniâtre, et de temps en temps selles abondantes; quelquefois hémorrhagies intestinales.

458. — *Signes de la pleurésie ?*

459. — *Ses diverses variétés ?*

Aiguë, chronique, purulente, partielle, générale, diaphragmatique, simple ou double.

460. — *Comment divise-t-on les fièvres intermittentes ?*

En simples et pernicieuses. Les premières se divisent en quotidienne, tierce et quarte, selon que l'accès revient tous les jours, tous les deux jours ou tous les trois jours. Il y a une double quotidienne, une double tierce, une double quarte et quelques variétés peu importantes.

461. — *Variétés du frisson dans une fièvre intermittente ?*

1° Tierce : roideur, se termine par des vomissements; 2° quarte : secousses convulsives, pas de vomissements.

462. — *Comment est l'urine dans le frisson ?*

Claire.

463. — *Mécanisme du tremblement ?*

Contraction des fibrilles qui produit la chair de poule.

464. — *Température ?*

Dans la tierce, la période de chaleur est plus longue et plus intense.

465. — *Pneumonie ?*

(*Voir* Bouillaud.)

466. — *Pneumonie chronique ?*

Le poumon est induré, quelquefois en suppuration. Il est rétracté et le côté correspondant du thorax s'affaisse. Le malade est amaigri, il a le teint cachectique et des accès fébriles le soir. On constate en outre de la matité, du souffle bronchique, des râles muqueux et sous-crépitants, de la bronchophonie, des crachats purulents et des douleurs vagues dans le côté.

467. — *Signes de la pleurésie ?*

(*Voir plus haut.*)

468. — *Qu'appelle-t-on bronchite ?*

Nom particulièrement employé pour désigner l'inflammation catarrhale de la membrane muqueuse qui revêt l'intérieur de la trachée et de ses premières divisions; rhume ordinaire, catarrhe pulmonaire dans la forme chronique. D'une manière générale la bronchite comprend toutes les formes d'inflammation : 1° bronchite vulgaire; 2° bronchite capillaire (phlegmasie catarrhale des petites bronches et de leurs vésicules terminales); 3° coqueluche (bronchite convulsive); 4° bronchite pseudo-membraneuse (se rattachant au croup).

469. — *Caractère général des bronchites épidémiques ?*

Gravité des troubles généraux non en rapport avec le peu de bruit que l'on entend dans la poitrine.

470. — *Marche des râles dans la bronchite ?*

1° Râles secs et sibilants au début; 2° râles humides ensuite, affectant toutes les formes possibles.

471. — *Qu'appelle-t-on catarrhe suffoquant ?*

Ordinairement, c'est la bronchite capillaire.

Arrive rarement d'emblée. Se montre rarement chez les adultes et succède ordinairement à une bronchite catarrhale, surtout à celles qui accompagnent les fièvres graves.

472. — *Hydropneumothorax ?*

Maladie caractérisée par un épanchement gazeux et liquide dans la plèvre. Il survient surtout après la rupture d'un foyer tuberculeux dans la plèvre.

473. — *Caractères de la variole régulière ?*

Incubation variable. L'invasion dure de cinq à six jours, caractérisée par des douleurs lombaires, de la céphalalgie, des douleurs épigastriques, de la constipation. L'éruption commence par la face, le corps ensuite, puis les membres. Les saillies passent successivement par l'état de papules, de vésicules, puis de pustules. Ces dernières augmentent de volume, s'ombiliquent, déterminent le gonflement des mains et des pieds. Vers le onzième jour il y a salivation, puis les pustules se dessèchent.

474. — *En quoi consiste sa régularité ?*

Succession régulière de quatre périodes : éruption se faisant graduellement; pas de complications. (Inflammations du tube digestif, entéro-colite, dyssenterie, hémorrhagie gastro-intestinale, pneumonies qui ne se révèlent souvent que par une marche anormale.)

475. — *Caractères du mouvement fébrile dans la variole régulière ?*

A mesure que l'éruption se développe, les symptômes fébriles offrent une rémission assez marquée; les malades disent qu'ils vont très-bien. Puis arrive la troisième période, période de suppuration. La fièvre redouble et ramène de légers frissons suivis de sueurs (fièvre secondaire), qui doit cesser à la quatrième période, période de dessiccation, après cinq ou six jours.

476. — *Qu'est-ce qui accompagne la fièvre de suppuration ?*

Gonflement de la face, en particulier des paupières, surtout dans la variole discrète. Gonflement des pieds et des mains, salivation.

477. — *Qu'est-ce qu'on appelle coqueluche ou plutôt comment la reconnaître ?*

Pour M. Beau, c'est une inflammation de l'infundibulum sus-glottique. Pour M. Trousseau, c'est un catarrhe pulmonaire spécifique, où s'observe l'élément névrose, contagieux et ne frappant qu'une fois le même individu, généralement du moins; cette maladie ne s'observe en général que chez les enfants.

Elle est caractérisée par des quintes, dans lesquelles plusieurs mouvements brusques et saccadés d'expiration avec toux bruyante sont suivis d'une inspiration longue et sifflante (sifflement laryngo-trachéal), suivie d'expulsion de mucosités et de vomissements. Elle débute le plus ordinairement comme une simple bronchite, si ce n'est que la toux est un peu plus fréquente, un peu plus opiniâtre, et qu'il y a sensation de chatouillement à la gorge et dans la trachée-artère.

478. — *Accidents graves qui peuvent arriver pendant la coqueluche?*

Bronchite capillaire, catarrhe péripneumonique, pleurésie, congestion et phthisie pulmonaire, hémorrhagies très-graves, suivies de convulsions. Rougeole. Emphysème commençant par le tissu cellulaire sous-pleural, se propageant ensuite au médiastin, au col, aux membres et au tronc, avec déformations partielles et crépitation par pression à l'oreille.

479. — *Délirium tremens ou plutôt tremor delirens?*

Délire hallucinatoire. Le malade parle de ses occupations ordinaires. Chaleur et sueurs. Pouls souvent calme. Voix tremblante. La langue sort de la bouche comme par effort convulsif. Lèvres remuantes. Démarche mal assurée. Tremblement de mains, insomnie, yeux brillants.

Anatomie pathologique : infiltration de la pie-mère et épanchement de sérosité sanguinolente.

480. — *Différentes espèces de bruits de souffle dans la région précordiale ?*

1° Dans le péricarde, froissements; 2° dans les cavités même du cœur, simple prolongement, souffle doux, fort, râpeux, piaulement.

481. — *Insuffisance de l'orifice auriculo-ventriculaire droit ?*

1° Dilatation des veines jugulaires (ampoule remarquable sus-claviculaire disparaissant et remplacée par une dépression); quelques grandes inspirations.

2° Pouls veineux aux jugulaires, surtout à droite. Si on place le doigt en travers sur le milieu de la veine, il persiste au-dessous, disparaît au-dessus.

3° Quelquefois reflux ascendant brusque de bas en haut après que le doigt a oblitéré l'extrémité supérieure de la veine et refoulé le sang de haut en bas.

4° Plus tard, facies propria (seule insuffisance qui produise la gêne de respiration capillaire).

5° Souffle au premier temps, maximum à la pointe sous le sternum, un peu à gauche de celui-ci pour l'insuffisance mitrale.

6° Si elle s'accompagne en même temps de rétrécissement, on aura le frémissement vibratoire ou cataire à la pointe et perpendiculairement au doigt.

482. — *Série des désordres observés dans la méningite tuberculeuse ?*

Lents au début, consistant dans le changement du caractère, des vomissements bilieux, de la diarrhée, de l'amaigrissement. Plus tard, la fièvre survient avec le délire; plus tard encore le coma alterne avec le délire; il y a des convulsions, des crampes, des contractures, des vomissements spasmodiques dans les muscles de la face, du strabisme.

483. — *Qu'appelle-t-on granulations tuberculeuses ?*

Laennec a désigné sous le nom de granulation grise demi-transparente la matière tuberculeuse à son origine, lorsqu'elle est déposée sous forme de grains miliaires, arrondis, un peu anguleux, d'un blanc mat ou gris cendré, élastiques, durs, résistant lorsqu'on cherche à les écraser; on peut les détacher des tissus ambiants, mais en faisant éprouver à ceux-ci quelques déchirures. La matière qui constitue la granulation grise est homogène, amorphe et renferme des corpuscules; la substance intermédiaire et des granulations sont d'une nature inconnue. Avant de se ramollir, elle devient jaunâtre, granuleuse et plus humide; on y voit alors prédominer les granulations fixes séparées les unes des autres. La granulation grise se présente souvent sur les membranes séreuses sous forme de corpuscules arrondis (tubercules méningés), d'autrefois lenticulaires.

484. — *Quelle est la muqueuse le plus souvent frappée d'anesthésie dans la chlorose ?*

La muqueuse pharyngienne.

485. — *Qu'est-ce qui trouble la sérosité dans l'épanchement qui accompagne la tuberculisation des méninges ?*

Des globules purulents.

486. — *Caractères de l'herpès ?*

Ce sont des vésicules ayant cela de particulier qu'elles se montrent par groupes; ex. : *herpes labialis, preputialis.*

487. — *Différentes espèces d'herpès ?*

On distingue les *herpes labialis, preputialis, zona, iris,* etc.

488. — *Qu'est-ce qu'une pustule ?*

Un soulèvement de l'épiderme par le pus; ex. : acné, variole.

489. — *Variole maligne ?*

C'est une variole qui s'accompagne d'accidents graves du côté du système nerveux principalement.

490. — *Rhumatisme articulaire aigu ?*

491. — *Circonstances qui rendent grave le rhumatisme ?*

Lorsque les séreuses se prennent, surtout l'endocarde et les méninges. Quand il y a méningite, le danger est immédiat; si, au contraire, il y a endocardite, le danger n'existe que pour un temps plus reculé.

492. — *Que se passe-t-il dans les valvules du cœur d'un rhumatisant ?*

Souvent elles s'épaississent, s'indurent; quelquefois elles s'enflamment, se déchirent ou deviennent le siége de dépôts plastiques.

493. — *Signes de l'endocardite ?*

Douleur vive, quelquefois presque nulle, anxiété, suffocation, accès de palpitation; battements précipités et bruit de souffle dont le siége varie selon le point de l'endocarde affecté.

494. — *Péritonite générale ?*

Se montre surtout après l'accouchement ou après une perforation. (*Voir plus haut.*)

495. — *Péritonite du bassin ?*

La pelvi-péritonite, étudiée récemment par MM. Bernutz et Goupil, est fréquente; elle se montre souvent à la suite de métrites qu'elle complique fréquemment.

496. — *Complications du rhumatisme articulaire aigu?*

Méningite rhumatismale, pleurésie, endocardite, péricardite. (*Voir plus haut.*)

497. — *Diagnostic entre la colique hépatique et toutes les autres douleurs abdominales ?*

498. — *Qu'est-ce qu'une fièvre intermittente ?*

C'est une fièvre qui revient à des moments donnés (accès). Les accès sont séparés par des intervalles apyrétiques.

499. — *Variétés de fièvres intermittentes ?*

(*Voir plus haut.*)

500. — *Diverses espèces de fièvres pernicieuses ?*

Leur nom se tire, soit de l'exagération d'un des stades : fièvre algide, ardente, diaphorétique ; soit de complications : fièvre comateuse s'il y a coma, délirante s'il y a délire, etc., fièvre convulsive, gastralgique, cholérique, dyssentérique, syncopale, cardialgique, etc., etc., etc.

501. — *Caractères de la pleurésie chronique ?*

(*Voir plus haut.*)

502. — *Angine diphthéritique ?*

Inflammation spéciale du pharynx, caractérisée par le dépôt de taches grisâtres, très-adhérentes, se propageant facilement au larynx, surtout chez les enfants, et amenant fréquemment la mort au bout de peu de jours.

503. — *Est-elle contagieuse ?*

Oui.

504. — *Qu'est-ce qu'une épidémie ?*

L'épidémie est l'invasion d'un pays, d'une population par une maladie qui ne s'y manifeste pas ordinairement ; ex. : le choléra.

505. — *Variétés des épanchements dans la pleurésie ?*

Le plus souvent, l'épanchement est séreux, quelquefois sanguinolent, quelquefois purulent.

506. — *Dans quel cas trouve-t-on ou ne trouve-t-on pas de l'œgophonie et le bruit de souffle ?*

507. — *Caractères de l'urine dans la scarlatine ?*

508. — *A quelle époque y trouve-t-on les globules sanguins et l'albumine ?*

509. — *Dans quel cas de scarlatine l'urine est-elle rouge ; dans quel cas est-elle très-pâle ?*

510. — *Qu'appelle-t-on maladies chroniques ?*

511. — *Qu'est-ce que la rougeole ?*

Maladie épidémique contagieuse affectant surtout les enfants, caractérisée au début par le coryza, la toux et le larmoiement, et plus tard (trois ou quatre jours après) par des taches roses en forme de croissant.

512. — *Variétés de rougeole?*

Simple ou régulière, irrégulière, maligne, hémorrhagique, compliquée.

513. — *Qu'est-ce que la rougeole maligne?*

Celle qui se complique d'accidents graves, principalement du côté des centres nerveux.

514. — *Caractères anatomiques de la pneumonie dans la rougeole?*

C'est ordinairement la pneumonie lobulaire.

515. — *Comment reconnaît-on un rhumatisme articulaire?*

A la mobilité des symptômes locaux surtout. (*Voir plus haut.*)

516. — *Râles?*

(*Voir* Barth.)

517. — *Caractères du râle crépitant de la pneumonie?*

Fin, sec, le bruit est assez semblable à celui que déterminent les cheveux lorsqu'on les frotte entre les doigts au-devant de l'oreille.

518. — *Souffle et bronchophonie ?*

La bronchophonie est le bruit qui paraît sortir de la poitrine lorsque le malade parle. Le souffle est un bruit semblable à celui qu'on produirait en soufflant dans un tube. Ces deux phénomènes sont dus à l'induration du poumon que traversent plus facilement les vibrations. On les entend tous les deux à l'auscultation.

519. — *Symptômes de la fièvre typhoïde ?*

NÉLATON

520. — *Hernie crurale, ses signes et ses accidents ?*

Tumeur globuleuse ou ovalaire transversalement placée à la partie moyenne du pli de la cuisse.

Interne et externe, très-rares; moyenne, très-commune.

Situation : l'artère épigastrique est en dehors, le ligament de Gimbernat en dedans; en bas, elle repose sur la branche horizontale du pubis, les vaisseaux fémoraux en dehors.

Enveloppes : fascia superficialis et crébriformis, septum crurale, puis sac herniaire :

1° Étranglement fréquent et rapide; 2° irréductibilité et engouement, rares. Le contraire a lieu pour les hernies inguinales.

521. — *Hernie inguinale, ses signes et ses accidents ?*

Les complications sont : 1° irréductibilité;

2° engouement; 3° inflammation ou péritonite herniaire; 4° étranglement; 5° gangrène; 6° anus contre nature. Les signes sont : tumeur indolore, sans changement de couleur à la peau, réductible à la pression. La percussion donne de la matité dans l'épiplocèle, de la sonorité dans l'entérocèle. La réduction se fait sans bruit dans l'épiplocèle, avec du gargouillement dans l'entérocèle.

522. — *Leur diagnostic différentiel ?*

La crurale est au pli de l'aine et plus en dehors; l'inguinale au-dessus, en dedans. La crurale est très-généralement au-dessous du ligament de Fallope, en dehors sont les vaisseaux cruraux. Tirez une ligne allant de l'épine iliaque à l'épine du pubis, placez le doigt sur l'épine du pubis; si la hernie se trouve en dedans, elle est inguinale, si elle est en dehors, c'est une hernie crurale.

L'inguinale a son collet au-dessus de l'épine du pubis, la crurale au-dessous et en dehors. Dans la hernie crurale, si on tire le sac en bas, on verra l'arcade tendue au-devant du collet du sac. Le plus souvent la crurale est arrondie ou ovalaire, maronnée transversalement.

523. — *Chances pour la réduction des hernies étranglées ?*

Les plus grosses sont les plus faciles. L'inguinale est plus facile, toutes choses égales d'ailleurs, que la crurale qui marche aussi plus rapidement et qui est plus sujette à s'étrangler.

524. — *Division des anévrismes ?*

1° Spontanés : mixte interne ; mixte externe, le plus fréquent de tous ;

2° Traumatiques : faux primitif ou diffus ; faux consécutif ou circonscrit ; artérioso-veineux.

525. — *L'anévrisme faux consécutif sera-t-il inévitable à la suite d'une piqûre d'un millimètre ?*

Non. Les tissus voisins pourront, par la compression, empêcher sa formation ; mais il se formera quelquefois, par le soulèvement de la cicatrice et sous l'influence de la pression, du sang artériel.

526. — *Qu'arrive-t-il quand l'artère est coupée en travers ?*

Les lèvres de la plaie s'écartent et le sang coule abondamment si la plaie n'occupe qu'une portion de la circonférence du vaisseau. Si elle occupe toute l'épaisseur de l'artère, les deux bouts se rétractent. Si l'artêre est assez petite, l'écoulement s'arrête ; on se sert de cette propriété des artères lorsqu'on pratique l'artériotomie.

527. — *Anévrisme artérioso-veineux ?*

C'est une tumeur anévrismale communiquant d'un côté avec une veine et d'un autre côté avec une artère.

528. — *Résultats obtenus dans ces anévrismes par la méthode d'Anel ?*

La mort arrive souvent par hémorrhagie, parce que l'artère qui a perdu ses propriétés est molle comme la veine Souvent aussi il y a gangrène du membre.

529. — *Qu'entend-on par méthode d'Anel et par méthode de Brasdor dans le traitement des anévrismes?*

La méthode d'Anel veut qu'on lie l'artère entre l'anévrisme et le cœur ; celle de Brasdor veut que l'on fasse la ligature entre l'anévrisme et les capillaires.

530. — *Symptômes de la tumeur lacrymale ?*

531. — *Anatomie pathologique de la phlébite ?*

Il se forme un caillot qui oblitère la veine dans la phlébite adhésive ; dans la phlébite suppurative, il se forme du pus au centre du caillot. De plus, dans les deux variétés, la face interne de la veine est rouge et injectée.

532. — *Anatomie pathologique de la tumeur blanche ?*

La synoviale est enflammée, fongueuse, souvent pleine de pus. Les cartilages articulaires sont souvent détachés, les os érodés, cariés, les ligaments infiltrés et ramollis ; quelquefois des abcès périphériques communiquent avec l'articulation.

533. — *Variétés des luxations de l'astragale ?*

534. — *A quoi reconnaître qu'un sujet a une hernie inguinale ou crurale ?*

Tumeur indolente, plus grosse le soir que le matin, plus grosse dans la position verticale, pouvant rentrer avec gargouillement, coliques sourdes, digestions pénibles surtout après des aliments flatulents, phénomènes qui disparaissent quand l'intestin est rentré dans la cavité abdominale.

535. — *A quels signes reconnaît-on qu'un sujet est atteint de hernie étranglée ?*

Hernie dure et irréductible ; vomissements alimentaires, puis fécaloïdes semblables aux matières de l'intestin grêle se montrant presque toujours au début, pouvant cesser même pendant une dizaine d'heures. Interruption des matières stercorales ; cependant il peut y avoir une ou deux garde-robes avant. Abdomen souvent douloureux dans le voisinage de la hernie. Pouls faible, intermittent. Sueur visqueuse et froide sur le corps.

536. — *Si l'on n'opère pas, qu'arrive-t-il ?*

La gangrène, et avec elle une péritonite et un anus contre nature. Si, ce qui arrive généralement, le malade meurt, on observe souvent avant la mort un amendement de tous les symptômes ; les hoquets seuls subsistent toujours jusqu'à la fin.

537. — *Kératite ?*

(*Voir* Gosselin.)

PIORRY

538. — *Causes de la sciatique* ?

Compression du plexus sacré par des tumeurs stercorales, tumeurs de l'utérus, cancer, lésions du nerf lombo-sacré, du petit nerf sciatique, des nerfs lombaires, lésions des vertèbres, quelquefois lésion de la moelle et alors sciatique double, lésions du pied.

539. — *Volume de la rate ?*

Quatre centimètres et demi et même peut-être quatre. Quand il y en a cinq, il y a déjà presque toujours fièvre ; à huit à coup sûr. Si M. Sappey a trouvé six centimètres, c'est qu'avec le plessimètre on percute obliquement ce qui diminue.

540. — *Hauteur ?*

541. — *Symptômes de l'abaissement de la rate ?*

Fièvre intermittente qui ne guérit jamais ; le seul remède est de soulever la rate avec un bandage.

542. — *La névrosplénalgie peut-elle causer la fièvre d'accès ?*

Oui.

543. — *Caractères du sang dans la pneumonie ?*

Le sérum est trouble et il y a hydroplastémie (fibrine en suspension dans le sérum).

544. — *Caractères anatomiques de l'endocardite ?*

545. — *Angine de poitrine ?*

Trajet de la douleur s'irradiant dans les plexus. C'est une névropathie.

546. — *Mort par syncope ?*

547. — *Quelle est la hauteur du cœur ?*

548. — *Angine diphthéritique ?*

549. — *Parotides ?*

550. — *Qu'est-ce qu'une congestion ?*

Congestion signifie afflux du sang dans les capillaires. Si cet afflux est brusque et amené par une cause excitante, on voit une congestion active ; si au contraire l'afflux sanguin est retenu par un obstacle à la circulation, comme dans les maladies du cœur ou par une atonie de l'organe, etc., la congestion est dite passive.

551. — *Y a-t-il des congestions nerveuses ?*

Non, excepté dans l'ovaire. Quand elle se fait là, elle marche de proche en proche et peut s'arrêter en route ; mais si elle arrive dans le cerveau et au nerf optique, il y a épilepsie, ou hystérie si c'est dans le cervelet.

552. — *La congestion est-elle toujours active ?*

Oui, d'après la définition même ; seulement il y a ensuite un stase, un arrêt, une hyporémie, mais ce résultat n'est plus la congestion.

553. — *Symptômes de congestion cérébrale apoplectiforme ou autre ?*

554. — *Mesure du foie ?*

555. — *Qu'est-ce que la syncope ?*

Suspension subite et momentanée de l'action du cœur, avec interruption de la respiration, des sensations et des mouvements volontaires de la voix. Le cœur n'envoie plus au cerveau son excitant et de là tout le reste. Dans l'apoplexie, c'est le cerveau qui manque le premier. Dans l'asphyxie, ce sont les poumons. Dans la lipothymie, il y a perte subite et instantanée du mouvement ; mais la circulation et la respiration persistent.

556. — *Qu'est-ce qu'une névropallie ?*

TROUSSEAU

557. — *Qu'est-ce que l'amblyopie ?*

C'est un affaiblissement de la vue, un commencement d'amaurose.

558. — *Causes médicales de l'amblyopie double ?*

Maladie de Bright, glycosurie.

559. — *Phénomènes du côté des organes génitaux-urinaires chez la femme pouvant mettre sur la trace de la glycosurie ?*

Le prurit des parties génitales.

560. — *S'il y a amblyopie d'un seul côté, indépendamment d'une maladie de l'œil, à quoi penserez-vous ?*

A une tumeur cérébrale. Le phénomène se voit aussi dans les symptômes précurseurs d'une ataxie locomotrice.

561. — *Signes du cancer du cerveau?*

1° Céphalalgie plus violente que pour les autres affections cérebrales, excepté les tumeurs syphilitiques; mais celles-ci reviennent toujours la nuit; 2° paralysie et convulsions épileptiformes du côté opposé; 3° vomissements; 4° intelligence conservée.

562. — *Quelles maladies observe-t-on chez les enfants qui font leurs dents?*

Entérite surtout, diarrhée simple.

563. — *A quelle époque de l'année observe-t-on la diarrhée, particulièrement chez les enfants qui font leurs dents?*

564. — *Bronchopneumonie chez l'enfant?*

565. — *Diagnostic de la bronchopneumonie et de la pleurésie?*

566. — *Diagnostic entre un gros kyste de l'ovaire, une grossesse de huit mois et l'ascite?*

567. — *Peut-on, par la palpation, faire le diagnostic entre la grossesse et le kyste?*

568. — *Dans la grossesse, perçoit-on toujours la contraction de l'utérus ?*

569. — *Ictère ?*

570. — *Râle crépitant ?*

(*Voir* Nathalis Guillot.)

571. — *Pectoriloquie ?*

Retentissement de la voix dans une caverne ou dans une bronche dilatée.

572. — *Différence avec la bronchophonie ?*

573. — *Gale ?*

Affection cutanée caractérisée par des vésicules et des papules siégeant entre les doigts du côté de la flexion des articulations. On y rencontre aussi de petits sillons longs de quelques millimètres, sinueux, creusés dans l'épiderme par l'acarus. Ce dernier caractère est pathognomique.

574. -- *Ecthyma ?*

Maladie caractérisée par de larges pustules disséminées, entourées d'une auréole rouge. Elle complique souvent la gale.

575. — *Coqueluche ?*

576. — *Caractère de la toux dans la coqueluche ?*

Quinteuse.

577. — *Accident de la coqueluche ?*

Epistaxis.

578. — *Comment reconnaîtrez-vous la production d'une hémorrhagie intestinale dans la fièvre typhoïde sans voir les déjections du malade ?*

Le pouls devient petit, la face pâle, les extrémités se refroidissent légèrement, le malade devient plus sensible au froid et l'on observe parfois des syncopes.

579. — *Pronostic de l'hémorrhagie intestinale dans la fièvre typhoïde ?*

Si l'hémorrhagie est légère, elle est toujours de bon augure, elle détermine une saignée locale sur l'intestin ; si elle est abondante, son pronostic devient grave.

580. — *Y a-t-il dans le cours de la fièvre typhoïde un accident qui simule une perforation intestinale et qui doit empêcher le médecin de se prononcer à la hâte sur la terminaison ?*

Oui, certaines névralgies lombo-abdominales peuvent simuler la perforation.

581. — *Lésions anatomiques de l'ataxie locomotrice ?*

582. — *Symptômes ?*

583. — *Accidents qui succèdent à la diphthérie ?*

Ce sont des accidents de paralysie récemment étudiés par MM. Mingault, Orillard et Trousseau. Ces paralysies sont tantôt localisées aux régions qui étaient affectées de diphthérie, comme au larynx et au pharynx, tantôt elles se généralisent et envahissent tout ou partie de l'économie.

584. — *Signes qui peuvent faire prévoir qu'un enfant aura une ataxie locomotrice ?*

La danse de saint Guy.

585. — *Différence entre la danse de saint Guy et l'ataxie locomotrice ?*

586. — *A quoi reconnaît-on une névralgie ?*

587. — *De quel côté siégent les lésions du système nerveux le plus souvent ?*

588. — *Points douloureux de la névralgie trifaciale ?*

589. — *A quel âge de la vie s'observent les tubercules, les vraies masses tuberculcuses cérébrales ?*

Chez les enfants.

590. — *Dans quel point de l'encéphale se montrent le plus fréquemment les tubercules ?*

Dans le cervelet.

591. — *Où s'observent les granulations tuberculeuses du cerveau ?*

A la scissure du sylvius et à la convexité des hémisphères.

592. — *Comment les distinguer des glandes de Pacchioni ?*

Les glandes de Pacchioni n'ont pas le même siége. Elles occupent le bord interne des hémisphères près du sinus longitudinal supérieur. On les trouve non-seulement dans la pie-mère, mais aussi dans l'épaisseur de la dure-mère. De plus la face interne de la voûte crânienne à leur niveau présente des dépressions qui leur correspondent.

593. — *Lésion que l'on observe dans la presque universalité des cas, chez les hommes et les femmes, dans la* phlegmatia alba dolens ?

Une oblitération veineuse ayant son siége surtout dans le membre inférieur gauche. Exceptionnellement on a trouvé une lésion du tissu cellulaire.

594. — *Circonstances qui l'amènent ?*

1° Phthisie ; 2° femme en couches ; 3° cancer.

595. — *Qu'est-ce que la colique hépatique ?*

596. — *Quels sont les calculs les plus communs ?*

Ceux du canal cystique.

597. — *On ne constate de perforations que dans le canal cholédoque, pourquoi ?*

A cause de la bile qui s'accumule derrière.

598. — *Qu'est-ce qui fait avancer les calculs dans le canal cystique ?*

1° Les contractions de la vésicule ; 2° quelquefois la sécrétion du mucus; 3° la contraction des muscles abdominaux pendant le vomissement.

599. — *A quoi reconnaître en voyant un calcul expulsé s'il y en a d'autres?*

A sa forme. S'il est pointu, qu'il offre des faces, c'est qu'il y en a d'autres.

600. — *Diagnostic différentiel entre un cancer de la grande courbure de l'estomac, celui du pylore et celui du pancréas, par la palpation?*

Cela dépend de la mobilité de la tumeur. 1° Grande courbure : la tumeur remonte dans l'expiration, descend dans l'inspiration. 2° Pylore : très-peu de mouvements. 3° Pancréas, point de mouvements.

601. — *Comment peut-on par les vomissements distinguer le cancer du pylore de celui de la grande courbure?*

Pylore : accumulation énorme de liquides, quelquefois jusqu'à 6 litres; vomissements après quelques jours. Grande courbure, plusieurs vomissements chaque jour.

602. — *Caractère des vomissements?*

Le plus ordinairement noirs, sous forme de suie délayée dans du mucus ou sous forme de marc de café.

603. — *Variole confluente ?*

604. — *Éruption concomitante ?*

Éruption scarlatiniforme, pourpre, et avec elle diverses hémorrhagies.

605. — *Accidents de la rougeole ?*

Laryngite striduleuse et ophthalmie purulente chez les jeunes enfants. Coqueluche, bronchite capillaire, pneumonie, gangrène pulmonaire, rapidité de tuberculisation.

606. — *Membrane séreuse prise le plus souvent dans la scarlatine ?*

Péricarde.

607. — *Qu'entend-on par frottement ?*

C'est un frottement assez analogue au bruit de souffle et qu'on entend aux deux temps et à la base.

608. — *Insuffisance aortique ?*

Le pouls est généralement régulier, bondissant, ample, dur. L'artère radiale est flexueuse ; on la sent très-bien sous les doigts qui la pressent.

609. — *Quand il y a une insuffisance simple ventriculo-aortique, qu'entend-on à la base du cœur ?*

Bruit de souffle au deuxième temps.

610. — *Dans cette lésion, y a-t-il souvent des apoplexies pulmonaires?*

Rarement; mais c'est elle, dit-on, qui, parmi les lésions cardiaques, occasionne le plus souvent les morts subites.

611. — *Dans quelles circonstances surviennent les hémoptysies?*

L'hémoptysie se rencontre surtout dans les cas de phthisie pulmonaire, plus fréquemment au début; dans l'apoplexie pulmonaire brusque et intense, dans le cas d'anévrisme de l'aorte s'ouvrant dans la trachée ou les bronches, après avoir ulcéré ces conduits.

612. — *Signes différentiels que donnent les crachats pour le diagnostic d'une hémoptysie provenant de tuberculose ou d'apoplexie pulmonaire?*

613. — *Lésions cardiaques donnant le plus souvent lieu à l'apoplexie pulmonaire?*

Les lésions de la valvule mitrale bien plus souvent que celles des valvules sigmoïdes et surtout que la tricuspide.

614. — *Signes stéthoscopiques de l'apoplexie pulmonaire?*

Râles sous-crépitants et quelquefois bruit expirateur.

615. — *Dans quel cas entend-on le frottement ?*

Dans la péricardite.

616. — *Dans la péricardite aiguë, quel caractère offre ce bruit de frottement ?*

On entend, vers la base, un bruit de frottement double qui a un caractère sifflant.

617. — *Qu'est-ce qu'une fièvre larvée ?*

C'est une véritable fièvre intermittente revenant de deux jours l'un et affectant le masque, l'apparence (*larva*, masque) d'une névralgie, le plus fréquemment du rameau sus-orbitaire du trijumeau. Elle se montre quelquefois aussi sous forme de céphalée ou de hoquet intermittent.

618. — *Quelle est la cause la plus fréquente de la névralgie faciale ?*

La carie des dents.

619. — *Quelle est la cause la plus fréquente de la névralgie intercostale ?*

La chlorose chez les femmes, avec dyspepsie.

620. — *Quelle est la cause la plus fréquente de la névralgie sciatique ?*

Le froid humide; lorsque cette névralgie est double, la cause la plus fréquente est une tumeur de l'utérus ou du rectum, surtout le cancer du rectum.

621. — *Quand faut-il sevrer les enfants?*

Après que les accidents de la dentition sont passés, c'est-à-dire entre deux évolutions dentaires, immédiatement après la fin d'une évolution, quand par exemple l'enfant aura douze dents.

622. — *Quand un enfant a-t-il seize dents?*

Vers vingt-deux mois.

623. — *Quelles sont les dents qui apparaissent sans donner lieu à des accidents?*

Ce sont les quatre dernières grosses molaires.

624. — *A quel âge donnez-vous une nourriture supplémentaire aux enfants, et quel inconvénient y a-t-il à en donner au moment de la dentition?*

Au moment de la dentition ils ont des accidents du côté du tube digestif, de sorte qu'un surcroît d'alimentation serait dangereux à cette époque. Il faut commencer avant, vers le quatrième ou le cinquième mois, pour habituer l'enfant.

625. — *Alimentation pendant les dix-huit premiers mois ?*

Potages au lait, fécule, puis potages gras, puis œufs.

626. — *Quand il y a de la diarrhée au moment du sevrage, quelle alimentation a-t-on conseillée ?*

Viande crue hachée menue et passée à travers un tamis. On en fait des boulettes. On commence par 18 ou 20 grammes, et, pour dix-huit mois ou deux ans, on peut aller jusqu'à 200 et même 250 grammes par jour. Ils rendent la viande les premiers jours un peu décolorée, puis finissent par digérer parfaitement. Très-employé en Russie.

627. — *Différence entre le lait de Paris et le lait de vache ?*

Le lait de la vache est le lait pur, bien crémeux, tandis que le lait de Paris a été écrémé pour faire le beurre ; on y ajoute de l'eau, et souvent en été on le fait bouillir ; enfin on y ajoute fréquemment un peu de bicarbonate de soude.

628. — *Effets que produit l'alcool ?*

Ivresse, polysarcie, alcoolisme, delirium tremens (état aigu), tremblement dans les membres et affaiblissement.

629. — *Proportion d'alcool dans les vins de France ?*

Bourgogne 8 à 10 p. 100; Bordeaux, *idem*, plus de tannin; vins blancs un peu plus alcoolisés; enfin les vins du Rhône sont les plus riches.

630. — *Les vins sont-ils capiteux en raison de la proportion d'alcool qu'ils contiennent ?*

Non. Les vins des côtes de la Loire, de Saumur, sont les plus capiteux de France et moins alcooliques que ceux de Chablis, par exemple.

631. — *Où prépare-t-on les stigmates de safran ?*

Dans le Gatinais.

632. — *Inconvénients de cette profession ?*

Métrorrhagies.

633. — *Quand se fait l'évolution des dents et comment se fait-elle ?*

Elle se fait par groupes de la manière suivante : 1° incisives supérieures; 2° incisives inférieures; 3° petites molaires; 4° canines; 5° secondes molaires. Entre chaque groupe, repos d'un mois environ, quelquefois plus.

634. — *Dans la variole confluente, l'éruption faite, la fièvre cesse-t-elle ?*

Non.

635. — *Qu'arrive-t-il à la face dans la variole confluente du huitième au dixième jour ?*

Un énorme gonflement.

636. — *Que se passe-t-il du côté de la bouche ?*

De la salivation.

637. — *Du côté des pieds et des mains ?*

Ils se gonflent du onzième au douzième jour, quand la figure cesse d'être tuméfiée.

638. — *La salivation dure-t-elle longtemps après ?*

Un ou deux jours de plus.

639. — *Complications de convalescence ?*

Furoncles, abcès, anthrax.

640. — *Symptômes initiaux de variole ?*

Souvent vomissements et rachialgie.

641. — *Quand commence l'éruption ?*

Du troisième au quatrième jour pour la discrète ; du deuxième au troisième pour la confluente.

642. — *Que se passe-t-il du côté des jambes ?*

Il survient un peu de paralysie qui dure un, deux ou trois jours.

643. — *Où la variole discrète apparaît-elle d'abord ?*

A la face et aux membres.

644. — *Que se passe-t-il alors ?*

Le malade n'a plus de fièvre et semble se porter très-bien.

645. — *Quand commence la période de maturation ?*

Le huitième jour.

646. — *Où les pustules sèchent-elles le plus ou le moins vite ?*

Le plus vite au visage, le neuvième jour déjà. Le moins vite aux mains et aux pieds.

647. — *Qu'est-ce que la pneumorrhagie ou apoplexie pulmonaire ?*

C'est une affection caractérisée anatomiquement par une violente congestion sanguine, une infiltration ou un épanchement dans le tissu du poumon et qui détermine un trouble profond et quelquefois une cessation subite des fonctions respiratoires, avec crachements de sang. Le pouls est large, fréquent, mais sans fièvre; pas de chaleur anormale à la peau.

648. — *Qu'est-ce que l'hémoptysie ?*

C'est l'hémorrhagie de la membrane muqueuse bronchique.

649. — *Dans quelles circonstances particulières s'observe l'apoplexie pulmonaire ?*

Dans les maladies du cœur et surtout dans les lésions des valvules mitrales. (Guéneau de Mussy.)

650. — *Anatomie pathologique de cette maladie ?*

1° Infiltration du sang dans les vésicules ou entre les lobules pulmonaires (noyaux sanguins apoplectiques, surtout dans les lobes inférieurs). Couleur rouge noir des noyaux, et consistance uniforme bien circonscrite et ressemblant à l'hépatisation : mais dans les noyaux, les granulations sont plus volumineuses.

2° Collection en foyers; plus étendus généralement, ils sont formés par une dilacération du tissu pulmonaire au milieu duquel le sang s'est formé une excavation. Le poumon est souvent congestionné et même hépatisé dans les environs.

651. — *Dans quelles circonstances observe-t-on ce qu'on appelle une vomique ?*

1° Vomiques pulmonaires : abcès pulmonaires franchement inflammatoires, non tuberculeux, non métastatiques, très-rares, excepté chez les enfants.

2° Vomiques tuberculeuses : pus mélangés de matière tuberculeuse.

3° Grandes vomiques pleurales : pleurésie suppurée.

652. — *Signes de vomiques pleurales ?*

653. — *Hydropneumothorax ?*

654. — *A quel signe reconnait-on en général une hémorrhagie du cerveau ou du cervelet ?*

L'hémiplégie simple indique une hémorrhagie du cerveau, tandis que celle du cervelet est annoncée par des vomissements persistants et le défaut de coordination des mouvements.

655. — *Signes de l'hydrocéphalie ?*

656. — *Différence entre le crâne d'un enfant hydrocéphale et celui d'un enfant rachitique ?*

657. — *En quel point les tubercules cérébraux se montrent-ils le plus fréquemment ?*

Sur la pie-mère.

658. — *Signes qui font supposer qu'un individu a un cancer du cerveau ?*

Ce sont les suivants : paralysie plus ou moins complète, douleurs lancinantes très-vives revenant par intervalles, phénomènes éclamptiques.

659. — *Ozène ?*

660. — *Causes de l'ozène ?*

661. — *Muguet ?*

662. — *Comment comprend-on la formation de l'oïdium albicans ?*

VELPEAU

663. — *Comment reconnait-on les cataractes ?*

Vue affaiblie ou abolie. Le malade marche le plus souvent en baissant les yeux afin de dilater la pupille dans l'ombre et de permettre aux rayons lumineux de traverser les milieux de l'œil autour du cristallin. On n'aperçoit pas les trois lumières de Sanson.

664. — *Distinguer une cataracte capsulaire d'une cataracte lenticulaire ?*

665. — *Diverses espèces de goitre ?*

(*Voir* Gosselin.)

666. — *Fractures du corps de fémur ?*

Chez les enfants, souvent pas de déplacement. Chez l'adulte, le fragment supérieur est porté en avant, l'inférieur en arrière.

667. — *Fractures du col du fémur ?*

Les unes sont intra-articulaires, les autres

extra-articnlaires. Caractérisées par le raccourcissement du membre, la rotation du membre en dehors, l'impuissance du membre.

668. — *Avec quoi peut-on confondre une fracture intra-capsulatre ?*

Avec une contusion de la région trochantérienne.

669. — *Fracture du péroné, siége ?*

Les fractures directes ont leur siége sur tous les points de l'os; les fractures indirectes ont trois siéges différents : la base de la malléole, le corps de l'os à 5 centimètres au-dessus de la malléole et à quelques centimètres au-dessous dc la tête.

670. — *Siége de l'ecchymose dans la fracture de la malléole ?*

Elle ne se trouve pas sur la malléole même, mais autour, sur le dos du pied, sur le bord externe du pied et au-dessus de la malléole.

671. — *Y a-t-il déplacement dans cette fracture ?*

Il est excessivement rare.

672. — *Conjonctivite, division ?*

Aiguë, chronique; simple, purulente. La conjonctivite purulente peut-être blennorrhagique, des nouveaux-nés ou épidémique. Conjonctivite des vidangeurs ou mitte. Enfin la conjonctivite complique la kératite et s'appelle kérato-conjonctivite.

673. — *Caractères de la conjonctivite simple aiguë?*

Douleur vive, sensation de gravier dans l'œil, injection de la conjonctive.

674. — *Différence entre la conjonctivite et la kératite sous le rapport de la rougeur?*

Dans la conjonctivite, c'est un réseau sanguin à la surface du globe oculaire; dans la kératite, un cercle rouge formé par des vaisseaux qui convergent vers la cornée. M. Velpeau l'a appelé cercle sclérotidien.

AXENFELD

675. — *Quelles sont les maladies de la peau qui s'accompagnent de la démangeaison la plus vive ?*

Gale, eczéma simplex des mains ressemblant beaucoup à la gale; prurigo.

676. — *Y en a-t-il qui ne soient pas prurigineuses ?*

Les syphilitiques ne sont pas prurigineuses.

677. — *Caractères des syphilides ?*

Absence de prurit, teinte rouge cuivré, disposition de l'éruption en cercles ou demi-cèrcles. Croûtes enchassées dans la peau à cause d'ulcérations qui se trouvent au-dessous. Cicatrices qui les suivent toujours, amenées par les ulcérations.

678. — *Comment reconnaître un épanchement dans la plèvre ?*

1° Déformation (voussure); 2° déplacement

des organes; 3° percussion donnant un son mat au-dessous et normal ou exagéré au-dessus; 4° auscultation : s'il y a épanchement léger, respiration absente; s'il est plus abondant, respiration diminuée et en plus souffle tubaire; si enfin l'épanchement est très-abondant, on ne perçoit plus rien; 5° si le diaphragme est refoulé, il se produit de la respiration costale et on saura qu'il ne manœuvre plus en voyant le ventre se creuser au moment de l'inspiration et se soulever au moment de l'expiration.

679. — *Énumération des accidents locaux dans l'intoxication saturnine lente?*

1° Le premier symptôme est la teinte cachectique dépendant d'anémie saturnine et avec elle la teinte ardoisée du bord libre des gencives; 2° analgésie générale ou partielle (bras, avant-bras); douleur à l'ombilic, rétraction du ventre, vomissements bilieux ou porracés, constipation, urine rare et rendue difficilement (Grisolle); 4° arthralgie saturnine (articulaire ou dans la continuité des membres inférieurs); 5° paralysie des extenseurs surtout avec perte de l'irritabilité galvanique; 6° encéphalopathie saturnine (convulsions épileptiformes, coma ou délire qui les suivent).

680. — *Organes vers lesquels on observe des congestions dans les maladies organiques du cœur ?*

Foie, reins, cerveau, poumons.

681. — *Dans quelles conditions se produit la péricardite ?*

Le plus souvent dans le cours d'un rhumatisme articulaire.

682. — *Complications de la scarlatine ?*

Anasarque, péricardite ; l'angine scarlatineuse devient couenneuse et même gangréneuse ; scarlatine hémorrhagique.

683. — *Modes suivant lesquels les maladies se transmettent ?*

Par contagion, par infection, par inoculation et par l'intermédiaire de parasites.

684. — *Y a-t-il transmission de maladies dans le cas de parasites ?*

Souvent. Il y a des terrains sur lesquels se développent certains parasites, tandis qu'il y en a de réfractaires ; ex. : le muguet.

685. — *Infection ?*

Conditions miasmatiques de l'atmosphère dans lesquelles les individus qui y sont placés contractent des maladies. Ex. : variole, fièvre typhoïde, etc.

686. — *Douleurs abdominales ?*

687. — *Diverses espèces de coliques ?*

688. — *Distinguer la colique hépatique de la colique néphrétique ?*

689. — *Tumeurs que l'on peut rencontrer dans le ventre, leur caractère différentiel ?*

690. — *Tuméfaction générale du ventre ?*

Elle peut être produite par : tympanite, péritonite, kyste de l'ovaire, grossesse et ascite.

691. — *Diagnostic des kystes de l'ovaire et de l'ascite ?*

La difficulté n'existe qu'au moment où le ventre est énorme. Dans l'ascite, la matité est limitée en haut par une légère concavité supérieure, la malade étant couchée, tandis que dans le kyste la matité est limitée par une ligne convexe en haut; de plus dans le kyste, il y a de la sonorité dans les flancs, ce qui n'a pas lieu dans l'ascite.

692. — *Ictère spasmodique?*

C'est un ictère survenant rapidement sous l'influence de causes morales vives, colère, frayeur, etc.

693. — *Pleurésie?*

(*Voir* Nathalis Guillot.)

694. — *Hypertrophie en général?*

Augmentation du volume des organes avec augmentation de chacun des éléments.

695. — *Hypertrophie du cœur?*

C'est une augmentation des fibres du cœur. On la distingue en partielle et générale, en simple, concentrique et excentrique.

696. — *Se rencontre-t-elle sans lésions d'orifices?*

Assez rarement, cependant elle peut se rencontrer.

697. — *Du pouls dans les lésions organiques du cœur?*

En général il est petit, irrégulier, intermittent. Dans l'insuffisance aortique, il est plein, dur, bondissant.

CHAUFFARD

698. — *Stomatite ulcéro-membraneuse ou diphthéritique?*

C'est absolument la même que celle dite épidémique des soldats. Causes : toutes les causes débilitantes et surtout l'encombrement. Symptômes généraux : fièvre, mais pas constante ; troubles gastriques, mais pas constants ; en somme, débilité générale, soit forte (apparence scorbutique), soit même très-faible.

699. — *Y a-t-il des traits communs avec la diphthérie?*

Il n'y en a aucun, sauf quelquefois quelques prolongements sur les amygdales et au commencement du pharynx ; mais ni dans les symptômes locaux, ni dans les symptômes généraux, ni dans le pronostic, il n'y a rien de semblable. (Opinion contraire à celle de Bretonneau.)

700. — *Traitement?*

Toniques généraux, astringents et caustiques locaux. Alun en poudre et en friction. Ce qu'il y a de meilleur, c'est le chlorate de potasse.

701. — *Erythème noueux?*

Nodosités disséminées survenant le plus souvent sur les jambes des individus cachectiques ou rhumatisants, chez les femmes surtout, et caractérisées par des indurations dans l'épaisseur de la peau et par une coloration violacée.

702. — *Premiers symptômes du cancer de l'estomac?*

Troubles digestifs caractérisés par des renvois nidoreux, acides, d'œufs pourris, lenteur de digestion; tout cela va en augmentant, jusqu'à ce qu'arrivent les premiers vomissements, alimentaires d'abord, puis noirs et rouges, et alors amaigrissement, teinte jaune-paille, anasarque, œdème, état cachectique.

703. — *Siége ordinaire de la tumeur?*

A l'épigastre et de préférence à droite.

704. — *Son anatomie pathologique?*

Il est infiltré dans les membranes, c'est un épaississement; quelquefois il existe une tumeur.

705. — *Causes prédisposantes les plus saillantes ?*

Chagrins et peines morales.

706. — *Symptômes de la chlorose ?*

Outre le bruit de souffle caractéristique, on remarque de la lenteur des fonctions de relation et des névralgies errantes.

707. — *Division des hémorrhagies ?*

708. — *Principales espèces d'hémorrhagies tenant à une altération du sang ?*

709. — *Hémorrhagies par altération des solides ?*

710. — *Hémorrhagies dynamiques ?*

711. — *Herpès zoster, symptômes et durée ?*

Vésicules nombreuses qui se groupent sur un des côtés du tronc en demi-ceinture. Elles ne dépassent pas la ligne médiane et représentent des hémisphères assez semblables à des moitiés de lentilles. Ces vésicules coïncident le plus souvent ou sont précédées d'une névralgie intercostale ayant le même siége. Elles ont une durée de quinze jours à un mois, mais la douleur persiste plus longtemps.

712. — *Albuminurie?*

Symptôme dans lequel l'albumine du sang passe dans l'urine ; l'albuminurie est simple, et alors elle n'est qu'un symptôme, ou bien elle constitue la maladie ; dans ce cas elle caractérise la maladie de Bright.

713. — *Diverses espèces de pleurésies?*

1° Idiopathique, essentielle, légitime, ou franche. Genres : 1° latente, qui vient d'une manière obscure, insidieuse, avec épanchement considérable sans presque de douleur ; 2° inflammatoire ; 3° bilieuse, etc.

2° Symptomatique. La plus fréquente est la tuberculeuse.

714. — *Grande division des fièvres intermittentes?*

715. — *Distinguer par le frisson si une fièvre est tierce ou quarte?*

1° Tierce : raideur et se termine par des vomissements ;

2° Quarte : secousses convulsives, plus longue et ne se termine pas par des vomissements.

716. — *Par la chaleur?*

Dans la tierce, la période de chaleur est plus longue et plus intense.

717. — *Par la sueur?*

718. — *Divers genres de fièvres pernicieuses?*

Algide, sudorale, diaphorétique, etc. (*Voir* Nathalis Guillot.)

DOLBEAU

719. — *Kystes hydatiques du foie, anatomie ?*

Enveloppe épaisse adhérente au tissu du foie et lisse à sa surface interne. C'est l'hydatide mère. Elle est remplie d'hydatides filles ou vésicules ayant une paroi transparente d'un volume qui varie depuis celui d'un pois jusqu'à celui d'un œuf. Dans ces hydatides, il y a du liquide et des échinocoques qui nagent dans le liquide et qui adhèrent à la face interne des vésicules.

720. — *Traitement de ces kystes ?*

On les traite presque tous aujourd'hui par des ponctions suivies d'injections iodées ou par les canules à demeure. Il faut avant d'introduire le trocart déterminer l'adhérence de la séreuse qui recouvre le foie avec celle qui recouvre la paroi abdominale au moyen des caustiques.

721. — *Maladie chirurgicale que l'on rencontre le plus souvent aux doigts?*

Le panaris.

722. — *Traitement de l'ongle incarné?*

Le plus souvent, on l'arrache en totalité ou en partie, après avoir frappé d'anesthésie locale l'orteil affecté au moyen de glace et de sel.

723. — *Maladies chirurgicales de la région parotidienne?*

Enchondromes, abcès, fistules salivaires, tumeurs fibreuses, hypertrophie ganglionnaire.

724. — *Symptômes de l'engorgement des ganglions de la région parotidienne?*

725. — *Oreillons?*

Tuméfaction inflammatoire et épidémique de la région parotidienne des deux côtés; elle siége dans le tissu cellulaire de la glande.

726. — *Maladies de la glande parotide?*

Parotidite, tumeurs épithéliales par production exagérée d'épithélium.

727. — *Signes des anévrismes?*

Tumeurs molles ou dures, selon qu'elles

sont récentes ou anciennes ; elles sont le siége de battements isochrones aux pulsations artérielles et d'un bruit de souffle intermittent.

728. — *Le bruit de souffle est-il toujours intermittent ?*

Non, il est continu avec renforcement lorsque l'anévrisme est artérioso-veineux.

729. — *Causes de la différence du bruit dans l'anévrisme artériel et dans l'anévrisme artérioso-veineux ?*

Dans l'anévrisme artériel, le sang ne pénètre dans l'anévrisme qu'au moment de la systole du cœur, tandis que dans l'anévrisme artérioso-veineux il pénètre au moment de la systole et au moment de la diastole.

730. — *Traitement de l'anévrisme ?*

On pratique la ligature de l'artère par la méthode d'Anel ou plus rarement par celle de Brasdor. On emploie rarement le perchlorure de fer en injection, mais aujourd'hui on emploie de préférence la compression digitale.

EMPIS

731. — *Diabète. Glycosurie. Polyurie ?*

732. — *Symptômes de la glycosurie ?*

L'urine dont la densité normale est de 1018 à 1020 offre une densité de 1025 à 1040.

733. — *Comment reconnaître la présence du sucre ?*

1° Urine terne, incolore, limpide ; 2° saveur douce et sucrée ; 3° réaction neutre, mais, par contact avec l'air, elle s'aigrit et devient acide ; 3° plus pesante ; 4° par évaporation à la chaleur, elle cristallise ; 5° fermentation par la levure ; 6° apparition de protoxyde jaune et rougeâtre par la chaleur et par la liqueur de Barreswill ; teinte brune par la chaleur et la potasse ou la soude ; 8° dévie la lumière polarisée par le polarimètre et le saccharimètre.

734. — *Distinguer la rougeole de la variole avant l'éruption ?*

1° Rougeole : bronchite, larmoiement, coryza ; 2° variole : vomissements, douleurs de reins.

735. — *Différence dans la période d'invasion ?*

1° Variole confluente : la période d'invasion dure deux jours et l'éruption a lieu à la fin du deuxième ou au commencement du troisième jour ; 2° variole discrète : la période d'invasion dure trois jours et l'éruption a lieu à la fin du troisième ou au commencement du quatrième jour.

3° Rougeole : elle dure quatre à cinq jours et l'éruption ne se fait jamais plus tôt et qnelquefois plus tard.

736. — *Différence entre une bulle, une papule, une pustule et une vésicule ?*

Vésicule, soulèvement de l'épiderme par une sérosité limpide : eczéma, miliaire, herpès.

Pustule : développement, à la surface du derme, dc petites tumeurs arrondies formées par le pus qui soulève l'épiderme ; le derme est enflammé, rouge, induré, parfois ulcéré : acné, mentagre, impétigo, ecthyma, porrigo, favus.

Papule : petite élevure cutanée morbide, solide (pas de liquide contenu) et se terminant généralement par une légère desquamation : lichen, strophulus, prurigo.

Bulle : épanchement sous l'épiderme, dans une étendue assez grande de sérosité mélangée à une certaine quantité de pus : pemphigus, rupia Quant au siége, pour quelques médecins, la vésicule serait l'altération des conduits sudorifères ; la pustule, l'inflammation des glandes sébacées.

Papule : altération du corps papillaire de la peau (prurit), squames, altération de l'épiderme (psoriasis, pityriasis).

737. — *A quel jour se fait dans la variole la suppuration ?*

Elle commence au huitième jour. Il y a alors redoublement de fièvre et gonflement de la face et des pieds.

738. — *Qu'est-ce qu'une hémiplégie ?*

La paralysie d'une moitié du corps.

739. — *Qu'est-ce qu'une hémiplégie alterne ?*

La paralysie du bras et de la jambe gauche, par exemple, en même temps que la paralysie des muscles de la figure à droite.

740. — *Lésions produisant l'hémiplégie ?*

Cette forme pourrait tenir à la rigueur à

une double lésion, l'une dans les centres nerveux, l'autre sur le trajet du facial ; mais, en général, elle se rattache à une lésion de la protubérance annulaire, ce qui peut être expliqué avec vraisemblance de la manière suivante : les nerfs faciaux s'entrecroisent au-dessus de l'isthme ; les cordons de la moelle ne s'entrecroisent que dans le bulbe ; en conséquence, une altération quelconque siégeant dans une moitié latérale de la protubérance produira les effets suivants : paralysie des membres du côté opposé, puisque les cordons médullaires affectés sont destinés à l'autre côté du corps, et paralysie directe de la face, puisque la lésion porte sur un nerf déjà entrecroisé et qui est destiné au côté de la face correspondant à celui de la lésion.

741. — *Qu'est-ce qu'une variole franche ?*

C'est la variole qui suit sa marche ordinaire et qui ne se fait remarquer par aucun symptôme grave, ni par aucune complication.

742. — *Qu'est-ce qu'une variole discrète ?*

C'est une variole qui présente peu de pustules.

743. — *Qu'est-ce que la rougeole ?*

Fièvre éruptive caractérisée par du coryza,

du larmoiement et de la toux pendant la période d'invasion ; deux à quatre jours après, par des taches en forme de croissant qui recouvrent toute la surface de la peau.

744. — *Les convulsions qui surviennent dans le cours d'une rougeole sont-elles dues à une méningite ?*

Rarement, elles sont ordinairement sympathiques de la fièvre qui accompagne la rougeole.

745. — *Hypertrophie du cœur, divisions ?*

Hypertrophie simple, concentrique, excentrique, partielle ou générale.

746. — *Distinguer l'hypertrophie du cœur d'une péricardite ?*

Dans l'hypertrophie, choc violent contre la poitrine, la tête du médecin est soulevée par le cœur, pouls plein ; dans la péricardite, bruit de frottement aux deux temps, battements sourds, choc presque imperceptible.

747. — *Signes de la paralysie de la troisième paire ?*

Blépharoptose, mydriase, strabisme externe, défaut de rotation du globe oculaire autour de l'axe antéro-postérieur quand le malade incline la tête du côté sain, et alors diplopie. De plus, la pupille est portée en bas et en dehors par le grand oblique.

748. — *Bronchite capillaire?*

C'est celle qui affecte les dernières ramifications bronchiques ; elle est remarquable par une dyspnée considérable, par la cyanose qui indique l'asphyxie, par les râles sous-crépitant et sibilant dans les deux poumons.

749. — *Complications de la rougeole?*

Très-nombreuses. Les plus graves sont le croup et la pneumonie lobulaire.

750. — *Quand un sujet meurt de diarrhée rebelle après la rougeole, quelle est la lésion de l'intestin?*

751. — *Symptômes de l'hypertrophie du cœur?*

(*Voir* plus haut.)

752. — *Symptômes de la paralysie de la septième paire?*

(*Voir* le volume d'anatomie.)

753. — *Paralysie générale progressive?*

Maladie caractérisée par le délire ambitieux, l'injection des pupilles, le bégayement, une paralysie incomplète du tronc et des muscles. Elle fait des progrès incessants jusqu'à la mort qui est constante.

754. — *La distinguer du tremblement ?*

Dans le tremblement, la force musculaire est conservée et l'intelligence est saine.

755. — *Division des angines ?*

Angines laryngées, angines pharyngées.

1° Laryngées : laryngite simple, aiguë et chronique, striduleuse ou faux croup, couenneuse ou croup, ulcéreuse, œdémateuse, gangréneuse.

2° Pharyngées : pharyngite simple, aiguë et chronique, couenneuse, pultacée, ulcéreuse, gangréneuse.

756. — *Angine diphthéritique ?*

C'est l'angine couenneuse, qui laisse après elle quelquefois des symptômes de paralysie locale ou générale.

757. — *Symptômes de la scarlatine ?*

Invasion : angine pultacée. Symptômes : plaques ou piqueté de couleur écarlate donnant au corps l'apparence de celui d'une écrevisse cuite ; plus tard, desquamation par larges plaques, surtout aux mains et aux pieds.

758. — *Pyrexies, qu'entend-on par là?*

Ce sont les fièvres.

759. — *Fièvre typhoïde ?*

Maladie générale donnant lieu à l'inflammation des plaques de Peyer et des follicules clos de l'intestin grêle et à leur ulcération.

760. — *Division des paralysies ?*

761. — *Caractères anatomiques de la pneumonie lobulaire ?*

762. — *Maladies organiques du cœur ?*

Ce sont les rétrécissements des orifices et les insuffisances des valvules, consécutives à l'endocardite chronique.

763. — *Quelles sont les plus fréquentes ?*

Ce sont les rétrécissements mitral et aortique.

764. — *Caractères des pyrexies ?*

765. — *Dans quelle forme de pyrexie y a-t-il diminution de la fibrine ?*

Dans la forme typhoïde adynamique.

766. — *Signes que peut fournir l'examen de l'urine ?*

Si elle est transparente, abondante, c'est l'urine nerveuse, comme chez les hystériques ; si elle est rouge, sédimenteuse, peu abondante, c'est l'urine fébrile, chez les fébricitants, par exemple. Si elle contient des graviers, elle indique un calculeux. Si elle contient un peu d'albumine, elle fait penser à une maladie du cœur ; si l'albumine est abondante, c'est une maladie de Bright. Si le liquide cupro-potassique donne à l'ébullition un précipité rouge brique, c'est de l'urine de diabétique.

767. — *Dans quelles conditions trouve-t-on de l'albumine dans les urines ?*

Dans la maladie de Bright, dans les maladies du cœur, dans la néphrite.

768. — *Lésions de la maladie de Bright ?*

Six degrés selon M. Rayer ; la lésion consiste daus l'accumulation de grains dans les cellules épithéliales de la substance tubulée du rein ; cet épithélium se retrouve avec l'urine. C'est cette desquamation qui détermine le passage de l'albumine avec les éléments de l'urine.

769. — *Signes d'un épanchement dans la plèvre ?*

Vibrations thoraciques abolies, matité absolue, absence du murmure vésiculaire, égophonie.

FANO

770. — *Différence entre une hémorrhagie de la rétine et une hémorrhagie de la choroïde ?*

771. — *Variétés que présentent les hémorrhagies de la rétine ?*

772. — *Caractères de la choroïdite exsudative ?*

773. — *Variétés anatomiques des fistules urinaires uréthrales chez l'homme ?*

774. — *A quel caractère reconnaît-on la fistule uréthro-périnéale chez l'homme ?*

775. — *Sur quel principe d'anatomie et de*

pathologie se trouve basé le traitement de l'hydrocèle vaginale ?

Sur la propriété qu'a l'iode de modifier la vitalité des séreuses (de sorte qu'il empêche celles-ci de former une nouvelle sécrétion) et de déterminer dans ces séreuses une inflammation adhésive qui détermine l'accolement fréquent de leurs parois.

776. — *Variétés de luxation tibio-astragalienne ?*

777. — *Qu'est-ce qu'une cataracte ?*

L'opacité du cristallin et de la capsule.

778. — *Variétés de cataractes ?*

(*Voir* Gosselin.)

779. — *Sous-variété de la cataracte lenticulaire ?*

(*Voir* Gosselin.)

780. — *Qu'appelle-t-on cataractes déhiscente, polaire, carrée, pyramidale ?*

781. — *Quels sont les modes opératoires de la cataracte ?*

782. — *Différences entre la dépression et la réclinaison ?*

783. — *Variétés anatomiques des déchirures traumatiques du périnée ?*

784. — *Leurs conséquences au point de vue des fonctions ?*

785. — *Opérations nécessaires pour y remédier ?*

786. — *Quel est le chirurgien qui a inventé le procédé par ravivement ?*

787. — *Quel perfectionnement Roux a-t-il apporté ?*

788. — *Variétés de luxations de l'extrémité externe de la clavicule ?*

789. — *Quelle lésion de l'épaule peut-on confondre avec la luxation de la clavicule ?*

790. — *Dacryops, tumeur et fistule lacrymale de la paupière supérieure?*

1° Variété sans fistule : ici le dacryops est produit par l'oblitération du conduit excréteur ou la rupture du conduit et l'épanchement de larmes dans le tissu cellulaire (variété douteuse).

2° Fistule des canaux excréteurs. Cette variété bien constatée reconnaît pour cause une plaie de la paupière supérieure, une opération pratiquée sur cette région, l'ouverture d'un abcès; elle est caractérisée par l'existence d'un pertuis anormal très-petit, caché sous les replis de la paupière et donnant issue à des larmes.

791. — *Différentes variétés des luxations traumatiques de la tête de fémur?*

1° Ilio-ischiatique; 2° ischiatique; 3° ischio-pubienne; 4° ilio-pubienne; 5° sus-cotyloïdienne; 6° périnéale.

792. — *Quand les vieillards sont myopes, à quelle affection peut-on songer?*

A la scléro-choroïdite postérieure.

793. — *Variétés que présente la hernie crurale?*

Trois variétés : 1° interne ou hernie de Laugier. Elle se fait à travers une éraillure du ligament de Gimbernat; 2° externe ou hernie de Béclard. Elle se fait dans la gaîne même des vaisseaux fémoraux; 3° moyenne ou her nie commune. Elle se fait à travers la portion d'anneau crural correspondant aux lymphatiques et recouverte par le septum crurale.

794. — *Qu'entend-on par diplopie ?*

Vue double; lésion du sens de la vue dans laquelle deux sensations distinctes sont produites par un même objet, qui par conséquent semble double. Quelquefois la perception des objets exposés se multiplie un certain nombre de fois, et cette lésion n'en est pas moins désignée sous le nom de diplopie. Ce trouble de la vision résulte d'un dérangement dans le parallélisme des axes visuels, par suite duquel les images ne se peignent plus sur les deux points correspondants de la rétine.

795. — *Les causes les plus fréquentes ?*

1° Strabisme (elle n'a lieu que les deux yeux ouverts et non pour un seul); lésion de la cornée, de l'iris ou de la rétine (quand on voit double avec un seul œil); 3° double pupille; 4° ivresse; 5° hystérie; 6° hypochondrie.

796. — *Exophthalmos et affections dans lesquelles on le rencontre ?*

Sortie ou saillie de l'œil hors de la cavité orbitaire. Il reconnaît pour causes : 1° développement d'un abcès dans le tissu cellulaire de l'orbite ; 2° exostose de ses parois ; 3° polypes des fosses nasales, du sinus maxillaire ; 4° goître exophthalmique; 5° opération du strabisme quand on débride largement le feuillet fibreux qui fait l'office de suspensoir du globe oculaire ou qu'on divise plusieurs muscles à la fois.

797. — *Pupille artificielle et méthodes à l'aide desquelles on l'établit ?*

On la fait quand l'ouverture pupillaire, qui chez le fœtus est bouchée par une sorte de membrane cellulo-vasculaire, persiste après la naissance. Inventeur : Cheselden. On la fait aussi quand la cornée est rendue opaque par des taies. Il reste souvent alors des points de cornée transparents, mais n'ayant pas de rapports convenables avec la pupille.

798. — *Diverses variétés de luxations traumatiques de la tête de l'humérus ?*

1° En avant : sous-coracoïdienne, sous-claviculaire, sus-glénoïdienne, sus-coracoïdienne, intra-coracoïdienne.

2° En arrière : sous-acromiale, sous-épineuse.

799. — *Hydrophthalmie et ses différentes espèces ?*

Hydropisie de l'œil. Tous les diamètres sont augmentés : 1° Hydropisie de l'humeur aqueuse (elle n'occupe que les deux chambres de l'œil); 2° hydropisie du corps vitré; 3° hydropisie scléroticale (quand elle siége entre la choroïde et la sclérotique); 4° hydropisie sous-choroïdienne (entre la rétine et la choroïde); 5° hydropisie sous-capsulaire (le liquide est épanché dans la capsule du cristallin ; 6° hydropisie générale ou buphthalmie, quand elle siége partout ou à la fois dans les deux chambres et le corps vitré.

800. — *Différentes espèces de luxation de l'articulation du coude ?*

1° Luxation des deux os de l'avant-bras (arrière, avant, dehors, dedans); 2° luxations isolées du cubitus en arrière (complète, incomplète); 3° isolées du radius (arrière, avant, dehors, incomplète des enfants); 4° luxation du cubitus en arrière et du radius en avant.

801. — *Taille et ses diverses méthodes.*

Chez l'homme : 1° uréthrale; 2° prostatique; 3° vésicale.

Chez la femme : 1° uréthrale; 2° vésicale; 3° vésico-vaginale.

802. — *Qu'est-ce qu'un cancroïde ?*

Affection observée surtout à la peau et dans quelque membrane muqueuse (langue, col de l'utérus). L'examen microscopique a montré qu'il était constitué par des cellules analogues, sinon tout à fait semblables à celles de l'épiderme, d'où ses autres noms : cancer épithélial, épithélioma. Au début, petite tumeur verruqueuse avec légère desquamation, sans cellules.

803. — *Tumeur fibro-plastique ?*

Trois espèces : 1° à corps fibro-plastiques; 2° à noyaux; 3° à cellules fibro-plastiques.

Par le grattage on n'obtient pas le suc blanc cancéreux, mais un pseudo-suc qui n'est pas miscible dans l'eau comme le suc cancéreux, et qui s'y dépose. On ne voit pas de cellules cancéreuses à noyau. L'élément anatomique est composé : 1° de corps fibro-plastiques fusiformes avec noyau central; 2° de cellules fibro-plastiques allongées; 3° de noyaux fibro-plastiques ovales, allongés, qui sont quelquefois isolés et sans cellules.

804. — *Quel est le siége de l'anévrisme artériel chirurgical ?*

La région poplitée.

805. — *Professions exposant le plus aux anévrismes du creux poplité?*

Laquais, remouleurs, cavaliers.

806. — *Un anévrisme artériel peut-il guérir spontanément?*

Oui, quand la poche s'est oblitérée par formation de caillots.

807. — *Propriété que doivent avoir les caillots?*

Être fibrineux. C'est ce qui explique pourquoi l'électricité, qui ne donne que des caillots albumineux, n'a pas réussi.

808. — *Variétés des luxations scapulo-humérales?*

1° En avant; 2° en arrière.

809. — *Variétés que présentent les fractures de la rotule?*

1° Transversales, presque toutes par violente contraction musculaire; 2° longitudinales, soit sur la ligne médiane, soit latérales; 3° multiples, fragments pouvant occuper tous les points.

810. — *Variétés que présentent les fractures du col du fémur?*

1° Intra-capsulaire; 2° extra-capsulaire.

811. — *Qu'est-ce qu'une tumeur fongueuse articulaire et éléments qui la constituent?*

812. — *Qu'est-ce que l'opération de la taille?*

813. — *Par quoi est caractérisée la taille latéralisée?*

814. — *Quel est le diamètre de la prostate que vous incisez?*

815. — *Qu'est-ce qu'un anévrisme artérioso-veineux?*

816. — *Diverses espèces d'anévrisme artérioso-veineux?*

1° Anévrisme variqueux, communication avec une poche; 2° anévrisme artérioso-veineux faux consécutif; 3° varice anévrismale, communication directe.

817. — *En quoi consiste l'opération de la fistule lacrymale?*

818. — *Qui a le premier employé la canule?*

Faubert.

819. — *Différentes méthodes pour guérir de fistule lacrymale?*

820. — *Qu'est-ce qu'une mydriase?*

Paralysie de l'iris caractérisée par la dilatation permanente de la pupille. Elle est quelquefois congénitale, souvent symptomatique d'une amaurose, d'une hydrophthalmie, d'une affection vermineuse, d'une névrose, etc. Dans ce cas, le traitement est celui de la maladie principale. On combat la mydriase idiopathique par des collyres stimulants et astringents, des vésicatoires volants sur les régions sourcilière et frontale.

821. — *Qu'est-ce qu'une myosie?*

Resserrement de la pupille (μύω, fermer).

822. — *Luxations de l'articulation huméro-cubitale?*

823. — *Luxations de l'articulation coxo-fémorale?*

824. — *Danger des fractures de la rotule?*

Inflammation de l'articulation et par suite ankylose.

825. — *Qu'est-ce que le strabisme?*

826. — *Staphylôme de la cornée?*

Staphylôme pellucide. La cornée prend la forme d'un cône dont le sommet répond à son centre. Pas de cause connue. Agrandissement de la chambre antérieure et myopie. Proprès lent. Quand il ne peut plus être recouvert par les paupières, il peut arriver l'inflammation et la perforation de la cornée.

Opaque, il peut être sphérique ou conique; il est : 1° Général : tumeur blanche rosée recevant des vaisseaux. Iris soudé à la cornée. Irritée par la paupière, la tumeur s'ulcère et donne issue à une partie de l'humeur aqueuse. La tumeur se reproduit. 2° Partiel : devient général le plus souvent.

827. — *Distinction au point de vue de la couleur?*

1° Opaques; 2° transparents ou pellucides. Consécutif à l'ophthalmie purulente, scrofuleuse, varioliqne. — Pronostic très-grave (fonte purulente de l'œil).

828. — *Siége le plus fréquent des rétrécissements de l'urèthre?*

Portion membraneuse.

829. — *A quel âge observe-t-on ce que l'on appelle improprement rétrécissement de la partie prostatique de l'urèthre ?*

Chez les vieillards : ce n'est pas un vrai rétrécissement, c'est un obstacle dont la cause est l'hypertrophie de la prostate.

HÉRARD

830. — *Dans quelles maladies trouve-t-on de l'albumine dans les urines ?*

Dans la maladie de Bright, les maladies du cœur et la néphrite.

831. — *Causes de l'hématémèse ?*

Cancer de l'estomac et ulcère simple de l'estomac; quelquefois anévrisme de l'aorte s'ouvrant dans l'œsophage.

832. — *Diagnostic entre l'hématémèse et l'hémoptysie ?*

Dans l'hématémèse, le sang est noir, quelquefois en caillots, rendu avec des efforts de vomissement, il est souvent mêlé de matières alimentaires. Dans l'hémoptysie, le sang est rouge, spumeux, rendu avec des efforts de toux, et le plus souvent le malade est phthisique.

833. — *Qu'entend-on par phlegmatia alba dolens ?*

Une oblitération des veines du bassin survenant à la suite de l'accouchement et donnant des symptômes analogues à ceux de la phlébite.

834. — *Les causes ?*

Compression des veines par le fœtus ; quelquefois cette maladie est due à une stase du sang chez un cancéreux ou un tuberculeux.

835. — *Les symptômes ?*

Cordon sur le long de la veine, comme dans la phlébite, œdème blanc et douloureux du membre, circulation collatérale très-développée.

836. — *Qu'est-ce que le délire ?*

C'est l'aberration de l'intelligence.

837. — *Pleurésie, symptômes et lésions ?*

(*Voir* Nathalis Guillot.)

838. — *Anasarque, définition et causes ?*

Infiltration générale du tissu cellulaire. Elle est causée par la maladie de Bright, la scarlatine, quelquefois par le froid et quelquefois par les maladies du cœur à la fin de la maladie.

839. — *Symptômes du rhumatisme articulaire aigu ?*

Douleur, rougeur, gonflement, chaleur des articulations. Fièvre et sueurs abondantes. Mobilité des symptômes locaux.

840. — *Symptômes et causes de l'hydropneumothorax ?*

La cause la plus fréquente est l'ouverture d'une caverne tuberculeuse dans la plèvre. Les symptômes sont : dyspnée extrême et douleur excessive au début même, puis le malade s'y accoutume. Il y a résonnance tympanique dn côté du malade et à l'auscultation, absence du murmure vésiculaire, tintement métallique et bourdonnement amphorique.

841. — *Symptômes de la colique hépatique ?*

(*Voir* Axenfeld.)

842. — *Symptômes de l'hystérie du côté de la motilité et de la sensibilité ?*

Souvent on voit des paralysies, hémiplégies, etc., de l'anesthésie ou de l'analgésie.

843. — *Symptômes de la fièvre typhoïde ?*

Au début, céphalalgie, épistaxis, titubation. Plus tard, gargouillement dans la fosse iliaque droite, douleur dans la même région.

Taches lenticulaires rosées, sudamina, râles sibilants dans la poitrine. — Pouls mou.

844. — *Dans quelle forme voit-on les fuliginosités ?*

Principalement dans les formes ataxique et adynamique.

845. — *Symptômes de la pneumonie ?*

Point de côté, dyspnée, toux, crachats rouillés adhérents au vase, vibrations thoraciques exagérées, matité, râle crépitant, souffle bronchique, bronchophonie.

846. — *Symptômes et diagnostic de l'ascite ?*

847. — *Symptômes locaux des affections organiques du cœur ?*

Accès de palpitations, soulèvement de la paroi thoracique, irrégularité des battements du cœur, bruits anormaux doux ou rudes pouvant couvrir l'un des bruits normaux ou les deux à la fois.

848. — *Symptômes généraux de ces mêmes affections ?*

Ces symptômes se montrent dans tous les appareils. Ils se traduisent par des congestions, des hémorrhagies et des hydropisies.

Ces symptômes s'expliquent par l'obstacle à la circulation cardiaque qui rend compte des congestions pulmonaire, hépatique, cérébrale, rénale, etc., des hémorrhagies cérébrale, pulmonaire, etc., des épanchements séreux et des infiltrations de sérum dans le tissu cellulaire.

849. — *Symptômes du choléra ?*

850. — *Marche du choléra ?*

851. — *Paralysie de la troisième paire ?*

Prolapsus de la paupière supérieure, pupille portée en bas et en dehors, mydriase ou dilatation permanente de la pupille, diplopie quand le malade incline la tête du côté paralysé.

852. — *Symptômes de l'apoplexie pulmonaire ?*

Gêne plutôt que douleur, crachats sanglants ou sanguinolents, quelquefois submatité, râle sous-crépitant autour du foyer, absence de respiration au centre. Ces symptômes varient selon l'étendue des noyaux apoplectiques.

853. — *Transformation des foyers sanguins ?*

Le plus souvent le sang se mélange intimement au tissu pulmonaire et prend l'aspect et la consistance des tumeurs mélaniques.

854. — *Causes de l'apoplexie pulmonaire?*

Coups sur la poitrine, fièvres graves et surtout lésions organiques du cœur, surtout de la valvule mitrale.

855. — *Asthme?*

Névrose du poumon caractérisée par des accès de suffocation semblables à ceux de l'emphysème; mais il n'y a pas de lésions anatomiques appréciables.

856. — *Symptômes du croup?*

1° Symptômes locaux : gonflement du cou, engorgement des ganglions sous-maxillaires, voix rauque, presque éteinte; toux rauque, étouffée; expulsion de fausses membranes avec les crachats, accès de suffocation, menace d'asphyxie.

2° Symptômes généraux : pouls petit, fréquent, teinte pâle de la face, lèvres violacées, contraction spasmodique des muscles du thorax, tête renversée en arrière.

857. — *Laryngite striduleuse?*

C'est une inflammation superficielle de la muqueuse laryngée avec accès de suffocation.

Certains auteurs la considèrent comme un spasme de la glotte. Entre les accès, le malade n'a pas de fièvre, il se livre au jeu (c'est ordinairement un enfant). Les accès diminuent d'intensité à partir du premier. Dans les accès, le malade fait entendre une toux sonore qui a reçu le nom de cri de coq.

858. — *Colique de plomb ?*

Douleurs abdominales survenant chez les individus affectés d'intoxication saturnine et s'irradiant de l'ombilic vers les régions voisines. Elles s'accompagnent de constipation, de rétraction du ventre. Les malades présentent en même temps le liseré gingival, la teinte jaunâtre particulière aux empoisonnements saturnins.

859. — *Causes de l'anasarque ?*

860. — *Ulcère de l'estomac ?*

Ulcération de la muqueuse, unique ou multiple, donnant lieu à des symptômes analogues à ceux du cancer. — Vomissements alimentaires et de sang noir (marc de café), anémie profonde, douleur épigastrique s'irradiant vers le milieu du dos.

861. — *Diagnostic de l'ulcère et du cancer de l'estomac ?*

Ces deux maladies se ressemblent sous

plusieurs rapports ; cependant dans l'ulcère il y a une douleur plus vive s'irradiant vers le dos, il n'y a pas de tumeur épigastrique ni de teinte cancéreuse.

862 — *Cause du ballonnement du ventre dans la fivre typhoïde ?*

C'est le relâchement des fibres musculaires produit par l'adynamie.

LABOULBÈNE

863. — *Variole ?*

864. — *Rougeole ?*

865. — *Quelle est la complication la plus fréquente de la scarlatine ?*

L'anasarque.

866. — *Péritonite chronique, symptômes ?*

La diarrhée chronique est un signe certain. A l'auscultation, bruit de frottement, sérosité abondante.

867. — *Les tubercules du poumon coïncident-ils souvent avec la péritonite chronique ?*

Oui, excepté chez les enfants.

868. — *L'épanchement se résorbe-t-il ?*

Rarement.

869. — *Pneumonie ?*

(*Voir* Nathalis Guillot.)

870. — *Angine de poitrine ?*

Douleur vive à la région du cœur se manifestant subitement et sans cause.

871. — *Aspect de la face dans la paralysie faciale ?*

Le côté paralysé paraît plus large que le côté sain.

872. — *Que remarque-t-on quand le malade mange ?*

Les aliments s'accumulent sous la joue paralysée et y forment une tumeur.

873. — *Que remarque-t-on du côté de l'œil ?*

Il ne peut pas se fermer.

874. — *Que remarque-t-on du côté du front ?*

Immobilité des traits.

875. — *Que remarque-t-on du côté du voile du palais ?*

Déviation de la luette du côté sain à cause de la paralysie du grand pétreux superficiel.

876. — *Diagnostic de la variole, de la scarlatine et de la rougeole pendant l'invasion ?*

Variole : douleurs lombaires, céphalalgie

intense, douleurs épigastriques, vomissements bilieux, constipation.

Rougeole : coryza, laryngite, bronchite avec toux férine, larmoiement.

Scarlatine : pharyngite pultacée.

877. — *Causes de la péritonite chronique ?*

Le plus souvent, tubercules du péritoine, quelquefois cancer, carreau, quelquefois péritonite aiguë, quelquefois inflammation des organes du voisinage.

878. — *Apoplexie pulmonaire ?*

Épanchement de sang dans l'épaisseur du poumon.

879. — *Différence entre les crachats de l'apoplexie et ceux de la pneumonie ?*

Rouges, sanglants dans la première, rouillés et visqueux dans la deuxième.

880. — *Fièvre typhoïde ?*

881. — *Causes ?*

Adolescence, nouveaux arrivés dans les grands centres, contagion, ne récidive pas.

882. — *Acné ?*

Maladie caractérisée par l'inflammation des glandes sébacées.

883. — *Variétés ?*

Acné simplex, sebacéa, punctata, indurata, syphilitica, fluens, varioliforme.

884. — *Insuffisance des valvules de l'aorte ?*

Pouls plein, vibrant, très-dur. — Souffle au premier temps allant vers la pointe et vers la crosse de l'aorte.

885. — *Pneumothorax ?*

Maladie caractérisée par un épanchement gazeux dans la plèvre.

886. — *Cause la plus fréquente ?*

Rupture d'une caverne dans la plèvre.

887. — *Quel est le signe principal ?*

Le tintement métallique et le bourdonnement amphorique.

888. — *Quand il y a du liquide, que donne la succussion ?*

La fluctuation hippocratique, caractéristique de l'hydropneumothorax.

889. — *Quelles maladies de la peau compliquent la gale ?*

Le prurigo, l'ecthyma, le lichen.

890. — *Quel jour apparaissent les taches rosées de la fièvre typhoïde ?*

Vers le huitième jour.

891. — *Que donne une caverne à l'auscultation ?*

Gargouillement s'il y a du liquide, respiration amphorique s'il n'y en a pas.

892. — *A la percussion ?*

Matité à cause de l'induration du tissu du poumon qui entoure les cavernes.

893. — *Delirium tremens, définition ?*

894. — *A quel propos survient le délire alcoolique ?*

C'est dans le courant des maladies aiguës.

895. — *Insuffisance aortique ?*

Maladie du cœur caractérisée par une lésion des valvules sygmoïdes telles qu'elles ne peuvent pas fermer l'orifice aortique pour empècher le sang de revenir de l'aorte vers le ventricule gauche.

896. — *Causes principales de cette lésion ?*

C'est l'endocardite chronique comme dans presque toutes les lésions organiques du cœur.

897. — *Symptômes du rétrécissement mitral ?*

Constriction au niveau du cœur, surtout pendant la marche. — Accès de palpitation, frémissement cataire, battements du cœur exagérés, bruit de souffle présystolique, c'est-à-dire un peu avant le premier temps, se prolongeant vers la pointe; pouls irrégulier et tous les symptômes éloignés des maladies du cœur.

898. — *Éruptions observées pendant la fièvre typhoïde?*

Sudamina sur le cou, la poitrine et le ventre, taches lenticulaires rosées sur le ventre dès le huitième jour. Pétéchies dans les cas graves. Taches bleues dans quelques cas légers. Pustules varioliformes à la région sacrée.

899. — *Différence entre l'hallucination et l'illusion?*

900. — *Qu'est-ce que l'albuminurie?*

POTAIN

901. — *Apoplexie pulmonaire ?*

Maladie caractérisée par la rupture du tissu du poumon et un épanchement sanguin.

902. — *Est-ce toujours un foyer sanguin ?*

Non, il y a quelquefois simple infiltration.

903. — *Distinguer l'apoplexie de la pneumonie ?*

Les symptômes locaux ont une certaine analogie, mais dans la pneumonie, il y a fièvre et point de côté.

904. — *Symptômes de l'hémorrhagie cérébrale ?*

Tantôt début foudroyant, mort immédiate, tantôt mort au bout de quelques instants, tantôt de médiocre intensité.

905. — *Hémorrhagie du cervelet ?*

Mêmes symptômes, de plus vomissements et défaut de coordination des mouvements.

06. — *Anatomie pathologique des hémorrhagies cérébrales?*

07. — *Chlorose?*

08. — *Anémie?*

09. — *Scorbut?*

10. — *Division des hémorrhagies?*

11. — *Hématémèse?*

12. — *Les causes?*

13. — *Diagnostic du croup et du faux croup?*

Dans le croup peu intense, entre les accès, oix éteinte, toux rauque, cyanose de la face, ète renversée en arrière, crachats contenant es fausses membranes; fausses membranes ouvent visibles dans le pharynx. — Dans le faux croup, toux sonore, stridente, pas de fièvre entre les accès.

914. — *Hémorrhagies?*

915. — *Symptômes locaux?*

916. — *Que devient le sang épanché ?*

Il peut se coaguler et ensuite se transformer en tumeur fibreuse par résorption du sérum et disparition des globules, soit en kyste. Il peut être résorbé.

917. — *Dans quelles circonstances surviennent les hydropisies ?*

Lorsqu'il y a obstacle au cours du sang ou lorsque le sang perd de son albumine. L'anémie en est quelquefois cause.

918. — *Conséquences immédiates de l'hémorrhagie ?*

Anémie.

919. — *Scorbut ?*

Maladie caractérisée par la défibrination du sang et par une mollesse de tissus telle qu'il se forme des tumeurs sanguines et des ecchymoses à la moindre pression, et par suite sur la peau. Les gencives deviennent malades, elles s'engorgent, saignent au moindre contact, et les dents vacillent.

920. — *Symptômes de l'anémie ?*

Pâleur des tissus, souffle à la base du cœur au premier temps, se prolongeant dans les carotides, faiblesse générale ; pouls mou.

EXAMINATEURS (1)

13 Professeurs

8 Agrégés

(1) Quelques examinateurs se trouvent tantôt aux examens d'anatomie, tantôt à ceux de pathologie.

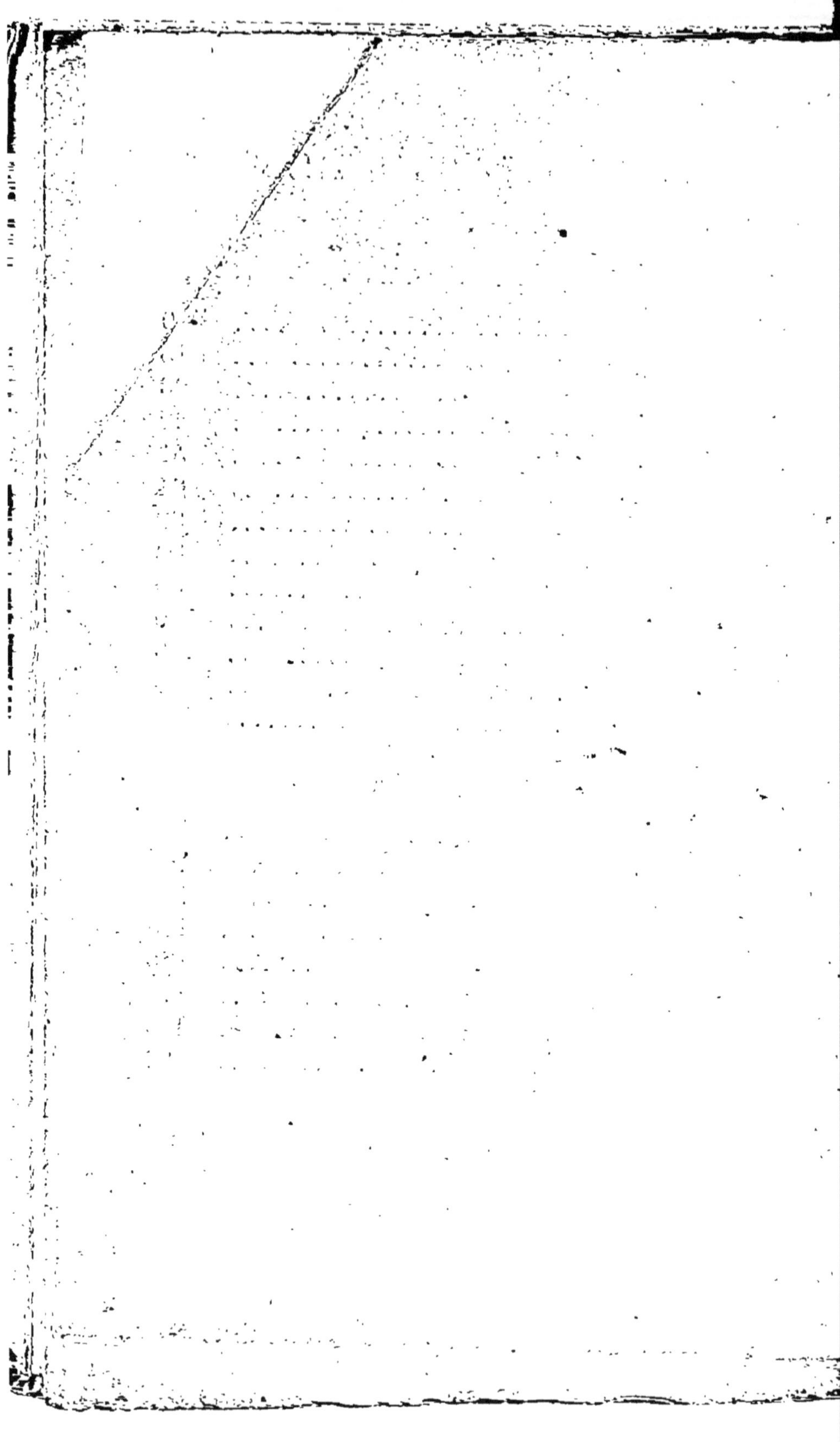

www.ingramcontent.com/pod-product-compliance
Ingram Content Group UK Ltd.
Pitfield, Milton Keynes, MK11 3LW, UK
UKHW012215240726
13966UKWH00003B/766

9 782011 914453